AF462315

VUES GÉNÉRALES

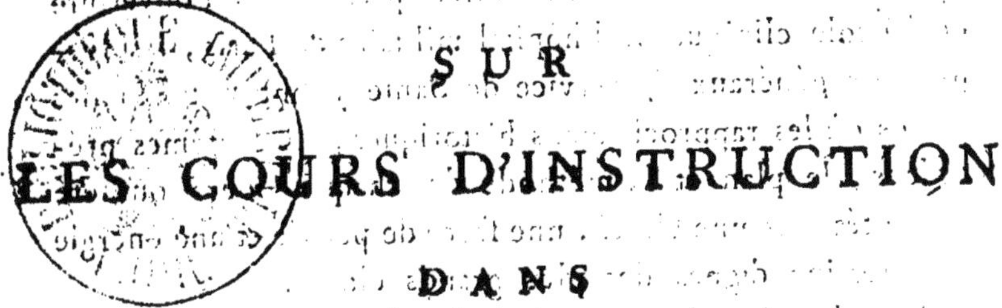

SUR

LES COURS D'INSTRUCTION

DANS

LES HÔPITAUX MILITAIRES,

En exécution du Règlement du 5 Vendémiaire de l'an V;

Présentées à l'ouverture de l'École clinique de l'Hôpital militaire de Paris, le 1.er Brumaire de l'an V.

Requirere ratio idem doceat quod experientia, an aliud. *Cels. de med. lib. c. 1.*

A PARIS,

DE L'IMPRIMERIE DE LA RÉPUBLIQUE.

Nivôse, an V.

T 582

Depuis le jour où ces vues furent présentées à l'ouverture de l'École clinique de l'hôpital militaire de Paris, les Inspecteurs généraux du service de Santé y ont entendu des leçons où les rapprochemens historiques, les systèmes précédens, le plan et la méthode de chaque Cours ont été présentés avec une clarté, une force de pensée et une énergie d'expression dignes des plus grands éloges.

L'explanation des vues générales de tout l'enseignement n'est qu'un programme étendu, dont les développemens et les détails étaient peu compatibles avec une aussi heureuse précision. Mais le but sera rempli, si l'instruction marche, comme les Inspecteurs la voient procéder à Paris, et comme ils ont tout lieu d'espérer qu'elle procédera dans les autres grands hôpitaux, d'un pas assuré et philosophique. C'est ce caractère qui doit distinguer les Écoles cliniques consacrées aux Officiers de Santé des armées. Que les systèmes y soient, tous, comparés à la doctrine d'Hippocrate, c'est-à-dire, à la *nature* et à l'*observation*, pour prouver la vanité et l'incertitude de tout ce qui n'est pas fondé sur ces bases immuables! qu'ils y soient comparés, pour en conclure avec Celse que « la Médecine doit être raisonnée et fondée sur » des causes évidentes, et que si des idées obscures peuvent » l'offrir quelquefois à la pensée de l'homme de l'art, » elles doivent être inexorablement bannies de sa pratique ». *Rationalem quidem puto medicinam esse debere; instrui verò ab evidentibus causis; obscuris omnibus, non a cogitatione artificis, sed ab ipsâ arte rejectis.*

Cels. lib. 1. cap. 1.

28 Frimaire de l'an V.

DÉPARTEMENT DE LA GUERRE.

INSPECTION GÉNÉRALE DU SERVICE DE SANTÉ DES ARMÉES.

VUES GÉNÉRALES SUR LES COURS D'INSTRUCTION DANS LES HÔPITAUX MILITAIRES.

DON N.° 8826

I. Vues du Gouvernement dans l'établissement des Hôpitaux militaires d'instruction.

En prescrivant des Cours d'instruction dans les grands hôpitaux militaires permanens, l'intention du Gouvernement n'est pas d'y établir rien d'analogue aux *Facultés de Médecine*, ni aux *Colléges de Chirurgie*. Ces institutions ont été remplacées par celles auxquelles on a donné le nom d'ÉCOLES DE SANTÉ, et l'on ne peut oublier que lorsque la Convention nationale en décréta la formation, elle la motiva principalement sur le besoin de fournir, aux armées, des Officiers de santé instruits.

Mais les leçons qui se donnent, dans ces écoles, sur la théorie et sur la pratique de l'art de guérir, quelque savantes et quelque étendues qu'elles soient, ne suffiraient pas pour celui qui se destine au service de santé des camps et des armées. Elles seraient insuffisantes, même à celui qui n'aurait en vue que le service des hôpitaux militaires permanens, ou celui des corps armés, pendant la paix.

2. Rapporter à la santé des militaires, tous les préceptes de l'art de guérir.

Il faut, pour les uns et les autres, que la leçon de l'exemple ajoute à celle du précepte toute la valeur dont elle est susceptible.... Il faut que par l'étude et l'observation de ce qui est utile à la conservation de la santé du soldat ou nécessaire à la guérison de ses maladies, le Médecin, le Chirurgien et le Pharmacien, déjà initiés dans les principes de leur art, apprennent à en faire l'application aux circonstances soit générales, soit individuelles, des militaires qui seront confiés à leurs soins.

3. Former des Officiers de santé pour les armées.

Tel est le but des Cours prescrits par la Loi et le Règlement. L'Anatomie, la Botanique, la Chimie, l'Hygiène, &c. n'y peuvent pas être professées d'après d'autres principes qu'ailleurs; mais toutes les conséquences de ces principes y doivent être dirigées vers un seul but, la conservation ou le rétablissement de la santé du soldat. En un mot, en supposant le candidat instruit de tout ce qui s'apprend dans les grandes écoles, nos écoles *spéciales* sont destinées à ajouter à son instruction tout ce qui peut et doit en faire un Médecin, un Chirurgien ou un Pharmacien militaire.

Ainsi, les Règlemens de 1775, 1777 et 4.
1781, relatifs aux Cours théoriques et pratiques qui furent ordonnés, à ces époques, d'abord dans les trois grands hôpitaux militaires de *Lille*, *Metz* et *Strasbourg*, ensuite dans ceux de *Brest* et de *Toulon*, ne sont plus applicables aux vues actuelles du Gouvernement.

Cours des anciens amphithéâtres.

Ceux qui ont suivi ces écoles, désignées alors sous le nom d'*Amphithéâtres*, se rappelleront l'exactitude, la distinction et l'avantage avec lesquels les Cours de théorie y furent traités et suivis ; mais ceux de pratique ne furent marqués ni par le même zèle, ni par les mêmes succès.

Pour les obtenir, nos Écoles d'aujourd'hui doivent présenter un tout autre caractère. C'est vers l'application directe des préceptes de l'art à la pratique convenable à l'homme de guerre, que se porteront les vues des professeurs et l'attention des élèves.

= Le but des nouveaux sera rempli avec facilité et économie.

5. Aperçu des fonctions des maîtres. — des devoirs des élèves.

En fixant le centre de ces écoles dans de grands hôpitaux militaires, la facilité de parvenir au but proposé est d'autant plus marquée, que l'instruction s'y trouve, presque d'elle-même, dans le résultat de l'exercice quotidien des maîtres à qui le traitement des malades est, en même temps, confié; et dans les moyens, dont l'exécution constitue les devoirs des Officiers de santé de seconde et de troisième classe.

6. Questions des disciples; réponse des professeurs; exercice alternatif de synthèse et d'analyse.

Des questions de ceux-ci aux réponses des maîtres; des grands préceptes de la science, aux détails de la pratique de l'art; de l'observation des accidens, à l'effet des moyens employés comme curatifs ou comme prophylactiques, résulteront, d'un côté, des procédés analytiques propres à s'élever jusqu'aux axiomes de la synthèse; de l'autre, des vérités premières et irréfragables, de véritables aphorismes, qui ne manqueront jamais d'être justifiés, si l'on en recherche la démonstration jusque dans les détails de l'analyse.

7. Restrictions à l'esprit de système.

Ainsi, dans l'hôpital d'instruction, s'établiront des communications réciproques de lumières. Le dogme se prouvera par les faits, comme les faits viendront à l'appui du dogme. On n'en exclura pas totalement les hypothèses ingénieuses, parce qu'il serait injuste de priver l'esprit humain du droit d'expansibilité, qui accroît son domaine ; mais la prudence et la sagesse ne permettront pas qu'elles influencent jamais la pratique. On n'emploiera aucun moyen sans la connaissance de sa manière d'agir ; on ne consentira même à des *essais* que d'après les plus puissans motifs de probabilité et d'analogie.

C'est au lit des militaires menacés, attaqués ou convalescens des diverses affections dont leur état, et le genre de vie qu'il comporte, les rendent le plus communément susceptibles, qu'en observant attentivement les signes de ces diverses affections, en les rapprochant de leurs causes évidentes ou vraisemblables, éloignées ou prochaines, on saisira, avec une grande exactitude, les indications les plus précises. C'est-là qu'on s'habituera à les voir remplir par des moyens d'abord simples et strictement nécessaires, si ces indications sont elles-mêmes simples et évidentes, soit par des secours plus variés et plus énergiques, si le danger et les complications le demandent. C'est ainsi que s'organisera un corps raisonné de doctrine, de préceptes et d'usage, propre à fixer les bases les plus solides de la *science* et de l'*art* de guérir appliqués à l'homme de guerre. 8.

Observation de faits, véritable source d'instruction.

9. L'expérience raisonnée n'a rien de commun avec l'empirisme.

Ce ne sera point là l'imitation grossière de l'empirisme. Notre méthode présentera le résultat des leçons d'une expérience éclairée par les lumières de la saine physique. C'est ainsi que, des exemples multipliés et toujours considérés sous leurs rapports avec les principes, naîtra la seule pratique admissible par des hommes auxquels la patrie doit confier des intérêts aussi importans. Une telle pratique acquerra bientôt le caractère de cette expérience précieuse qui constitue l'art par la démonstration de l'exemple (1).

10. L'activité des camps ne permettrait pas ces études, mais elle les suppose.

Ce n'est pas dans un camp, au milieu d'une épidémie funeste, lorsque les plus heureux efforts de l'art parviennent à peine à borner le nombre des victimes et à arrêter les progrès de la contagion, que l'élève ni le maître, exposés tous deux aux mêmes dangers, seraient capables, l'un de recevoir, l'autre de donner une instruction méthodique.

Ce n'est ni aux postes de l'avant-garde, ni sur le champ de bataille, ni dans les premiers dépôts d'une ambulance, que la Chirurgie, qui y porte des secours si prompts, si généreux et si efficaces, pourrait en faire le texte de ses leçons.

---

(1) . . . . . . *Artem experientia fecit,*
Exemplo monstrante viam.

Lorsqu'à la suite d'une affaire malheureuse, la précipitation d'une retraite forcée nécessite, de la part des chefs de la pharmacie, toute l'intelligence qui sait choisir et toute la célérité qui met à profit des instans décisifs pour sauver les médicamens et les ustensiles les plus précieux, en vain tenterait-on de profiter de l'occasion pour initier les élèves à cette partie assez intéressante de leurs fonctions aux armées.

Dans ces circonstances critiques, l'expérience est d'un grand secours. Trop heureux lorsque la présence d'esprit et les talens y suppléent. Dans ces cas, le coup d'œil supérieur du chef, son action, ses ordres, doivent être absolus. L'exécution la plus prompte et la plus exacte devient, pour les subordonnés, le plus sévère comme le plus sacré des devoirs.

Au sein de la contagion, lorsque la mort menace de toutes parts, au milieu d'une multitude d'amputations urgentes, ce n'est pas d'après des combinaisons minutieusement méthodiques que peuvent s'appliquer les grandes ressources de l'art. Celui qui prescrit et celui qui opère semblent n'être que les instrumens des connaissances et de l'expérience qu'ils ont apportées dans les camps. Tout se passe en action décidée et pressante; car l'objet, la délibération, la détermination, l'action, ne sont qu'un. Les exemples sont pour ainsi dire muets. . . ; mais ils frappent l'imagination par la hardiesse et l'énergie des moyens.

= A quels temps elles doivent être réservées.

Ce n'est qu'à des distances de temps et de lieux plus éloignées de ces scènes d'horreur et d'humanité, que l'esprit se repose par la réflexion. . . La pensée revient sur les événemens. . . ., elle calcule l'intensité du mal, les obstacles et les résistances, la relation des succès et des malheurs. . . L'esprit a le loisir de comparer les uns et les autres à l'influence des causes premières ou accessoires, et le jugement vient prononcer l'adhésion formelle aux méthodes qui ont réussi, ou suggérer des vues nouvelles, capables de diminuer, dans des occurrences analogues, les malheurs que la sagesse humaine n'avait pu prévenir. C'est dans le calme des grands hôpitaux que les suites de ces opérations, ou celles que l'état des malades exige encore, fournissent la matière des véritables leçons de clinique.

II. Conditions et qualités à desirer dans les professeurs.

Par quels hommes ces fruits d'une grande expérience peuvent-ils être cueillis ? par quels hommes doivent-ils être distribués pour le salut des armées actuelles, et pour l'avantage de celles qui leur succéderont ? Par ceux, sans doute, qui, dans cette mémorable guerre, ont marqué, d'une manière aussi heureuse que brillante, leur zèle et leurs talens. C'est à eux qu'appartiennent et que doivent appartenir les fonctions de cette honorable magistrature; c'est à eux à former, et pour l'achèvement du triomphe de la liberté, et pour son affermissement, des Officiers de santé dignes de les remplacer un jour.

12. Choix des professeurs.

C'est d'après ces vues que le Conseil de santé proposa, au Comité de salut public, les professeurs qui justifient ici cette opinion et ces suffrages. Le choix des professeurs dans les quatre autres hôpitaux d'instruction, est fondé sur les mêmes bases. Flattons-nous que les remplacemens deviendront un jour très-difficiles, par une cause bien précieuse, la surabondance de talens et de titres acquis au service des armées; et que le concours sera alors le seul moyen de justice dont le Gouvernement puisse faire usage.

13. Choix des élèves.

Les élèves ont été désignés parmi ceux que d'heureuses dispositions, et sur-tout l'étude des langues, appellent à profiter des avantages d'une instruction plus soignée. La perspective immédiate des promotions, qui n'auront plus lieu que par la voie du concours, deviendrait l'aliment d'une vive émulation, si elle n'était déjà excitée, dans chacun d'eux, par le desir et le besoin de se distinguer et de perfectionner ses connaissances.

14. Dans quel esprit ces Cours doivent être dirigés.

Mais, afin que les maîtres et les disciples se pénètrent également de l'esprit dans lequel doit être dirigé l'enseignement et de celui dans lequel il doit être reçu, il importe qu'ils ne perdent jamais de vue le but de ces institutions. Il est fixé par le lieu même où elles sont établies. C'est dans un grand hôpital.... elles sont essentiellement pratiques. Cet hôpital est militaire.... tout ce qui s'y fait est donc relatif à l'homme de guerre malade. Les secours adaptés à son état, lui sont journellement prescrits par des Officiers de santé qu'un long exercice aux armées, et des preuves multipliées de talens, ont rendus dignes de sa confiance. Ceux-ci sont assistés et suivis par des candidats attachés au même service.

15. = Tout y doit être relatif à l'homme de guerre.

Il semble d'abord que l'exacte observation des phénomènes dont l'ensemble donne le nom aux diverses maladies, et la connaissance des effets heureux ou malheureux qui suivent l'application des moyens prescrits, doivent suffire pour initier les candidats; parce que, dans des cas analogues, la réminiscence de ce qui a été vu, dicte ce qu'il est utile de faire, et ce dont il est prudent de s'abstenir. Mais l'imitation, fondée sur cette donnée, si précieuse entre les mains de l'homme instruit, sur cette observation stricte de ce qui a été profitable ou nuisible, *à juvantibus et lædentibus*, comme l'exprimaient si bien les anciens ; cette imitation, sur laquelle HIPPOCRATE a fondé sa doctrine immortelle, pourrait-elle obtenir les mêmes succès ! en pourrait-elle obtenir d'aussi constans, si elle n'était raisonnée, si la philosophie et la physique ne lui prêtaient leur secours, pour la distinguer essentiellement de l'aveugle empirisme ?

16. = En quoi l'imitation qui en sera la suite, diffère de l'empirisme.

L'empirique, dont la vue ne se porte pas au-delà de ce qui frappe ses sens, connaît ce qui a été fait et ce qui est arrivé. Pour lui, l'événement est toujours l'effet de la cause évidemment précédente.

La conclusion de l'homme instruit est souvent contraire, parce qu'il calcule toutes les circonstances de la nature et de l'art ; parce qu'il sait que, dans le système de la machine humaine, alliée à une faculté pensante, il existe un ensemble, une réciprocité d'action dont il faut connaître la correspondance, les divers organes et leurs dépendances mutuelles, ainsi que les divers conducteurs du principe de la vie, et l'influence qu'ils exercent, soit entre eux, soit sur la totalité de l'économie animale.

L'empirique ne connaît ni exceptions ni restrictions ; dans son esprit, tout jugement est isolé, comme, sous sa main, toute action devient absolue.

L'homme instruit s'astreint aussi à une observation exacte ; mais la sienne est plus rigoureuse et plus utile, parce qu'il invoque le secours des sciences, au moyen desquelles sa vue s'étend au-delà de ce qui frappe l'homme vulgaire. Il recherche, soit dans la structure des organes, soit dans le mécanisme de leurs fonctions, soit dans l'analyse des moyens employés, l'explication des divers phénomènes, pour les rapporter avec plus de certitude à leurs vraies causes. Armé, si l'on peut parler ainsi, du microscope de la science, il atteint ce qui n'est pas susceptible d'être saisi par les sens.... Il rapproche l'observation, de la philosophie, sans laquelle il n'est pas de certitude ni de démonstration.... Il rapproche la philosophie, de l'observation des faits (1), sans laquelle l'esprit humain n'enfanterait jamais que de vains systèmes, c'est-à-dire, de dangereux systèmes, lorsque la santé et la vie de l'homme en sont l'objet immédiat.

---

(1) *Oportet adducere medicinam ad philosophiam, et philosophiam ad medicinam.*

Résulterait-il seulement de ces principes, que celui qui se destine à l'art de guérir, doit préliminairement s'appliquer aux sciences qui lui servent de flambeau, ensuite observer des traitemens de maladies sous la direction d'un habile praticien ! ou bien, voudrait-on que, lorsqu'il sera lui-même en possession d'exercer l'art, il soit sans cesse obligé de recourir aux rudimens de l'école ! Laissera-t-on encore subsister l'échafaudage, lorsque l'édifice des connaissances a acquis la solidité, et qu'il ne s'agit plus que d'y ajouter quelques ornemens ! 17.

Nécessité de revenir souvent aux principes.

Une telle comparaison est spécieuse : elle ne tendrait qu'à favoriser la paresse. Elle est la base de cette sorte de routine dont ne sont pas totalement exempts ces praticiens qui prescrivent le lendemain ce qu'ils ont prescrit la veille, et pour qui le nom de la maladie indique trop souvent le remède banal et la formule usitée.

Dans un hôpital militaire, dans un camp, dans une armée, indépendamment des causes de santé ou de maladie communes à tous les individus qui les composent, il existe une si prodigieuse variété de circonstances personnelles et d'*idiosyncrasies*, que l'Officier de santé ne peut se dispenser, presqu'à chaque 18.

Doctrines des tempéramens et des idiosyncrasies.

instant, de varier ses conseils...., de leur donner une teinte ou une nuance plus analogue à chacun de ceux qui exigent ses soins. Mais plus ces occasions se multiplient, plus il est essentiel que l'Officier de santé ne perde jamais de vue les principes de la doctrine d'où doivent dériver tous ses conseils. Les détails de l'anatomie, les procédés analytiques propres à faire reconnaître la nature des divers corps, les notions physiques qui fixent tous les préceptes d'hygiène et de salubrité, ne peuvent être, un moment, à une certaine distance de sa mémoire, sans risquer d'humilier son amour-propre, et ce qui est d'un tout autre intérêt, sans le laisser fort au-dessous du degré d'utilité auquel a voulu l'élever la confiance nationale.

19. L'action et l'expectation également motivées sur les principes des sciences naturelles.

Dans l'hôpital militaire d'instruction, le professeur, chargé de la transmettre, sera donc le modèle de ce que devrait toujours être l'Officier de santé attaché au service des troupes...; prêt à rendre compte des motifs de sa conduite, soit qu'il attende, soit qu'il agisse, soit qu'il défende, soit qu'il prescrive. Les candidats qui le suivront, apprendront aussi à devenir ce qu'il faut qu'ils soient un jour, et ce qu'il leur importe de ne jamais cesser d'être.

Ainsi il ne sera pas permis aux professeurs

de l'école clinique, quelle que soit leur expérience, de ne s'appuyer que sur elle. Ils se pénétreront tellement de tous les principes qui ont dû motiver leur détermination, qu'ils soient toujours en état de satisfaire à la louable curiosité des élèves. Mais ceux-ci n'exigeront pas que le maître franchisse les bornes de l'impossible ; car la trop grande recherche des explications dégénérerait bientôt en *systémanie*, et l'art de guérir serait, aux armées, une calamité de plus, s'il y contractait ce dangereux caractère.

Les réponses des professeurs devant être fondées sur des bases solides, c'est de celles que fournissent les sciences naturelles qu'ils les emprunteront ; c'est sur elles qu'on établira les leçons qui doivent former la matière des Cours.

Au lieu de les multiplier et de les diviser d'après le mode scolastique des universités, on a pensé que, pour leur donner un ton décidé et totalement relatif aux vues qu'on se propose, il était plus convenable de les rapprocher et de les simplifier, afin que les professeurs pussent y apporter ce concert auquel s'opposait la divergence des Cours isolés ; afin, d'un autre côté, que les élèves aperçussent distinctement, dès l'entrée de la car- 20. Réunir les anciens Cours pour les simplifier et les rendre plus utiles.

rière, le but de leurs travaux et de leur application; que la doctrine qu'ils recevront, se grave dans leur esprit, qu'elle s'y rattache, en quelque sorte, par l'intermède de tous leurs sens, et par l'exacte réminiscence des parties qui constituent l'ensemble des préceptes et des exemples.

21. Idee du premier Cours.

Maintenant, quel est le *sujet*, quel est l'*objet*, quels sont les *moyens* de l'art de guérir? L'examen rapide de ces trois questions résoudra celle du nombre de Cours nécessaires à l'instruction clinique.

Le sujet, c'est le militaire considéré dans les diverses périodes de la vie, qui lui permettent de soutenir les exercices et les fatigues de la guerre.

22. = Anatomie.

La connaissance de la composition et de la structure interne et externe du corps humain, est donc la base préliminaire et essentielle de celles qu'il importe d'acquérir. Cette science est l'*Anatomie* proprement dite.

23. = Physiologie.

L'objet de la médecine étant de conserver la santé ou de la rétablir, ce ne peut pas être de la simple connaissance des parties du corps humain que dériveront les principes de cet art salutaire. L'exposition anatomique a besoin d'être d'être vivifiée, si l'on peut parler ainsi, par celle de l'usage des divers organes et de leurs fonctions. C'est de la vie particulière de chacun d'eux que résulte l'ensemble de la vie animale ; c'est de l'intégrité et du libre exercice de ces fonctions que dépend la santé. C'est donc de la physique et des autres sciences naturelles que la *Physiologie* emprunte l'idée et l'explication de toutes ces fonctions ; c'est elle qui en développe les causes et les effets, et qui apprend à rapporter au principe de la pensée, une partie des avantages et des désavantages qui fixent à l'homme le premier rang parmi les animaux.

Mais la lésion des mêmes fonctions constitue l'état de maladie. La gravité, la durée, la multiplicité des lésions apportent, dans le caractère des maux auxquels l'homme de guerre est sujet, des différences. Ces différences ont des *signes* qui leur sont particuliers ; et dans le cours de la même maladie, le *commencement*, l'*accroissement*, l'*état* et le *déclin* sont encore marqués par des signes qui leur sont propres. Tous servent non-seulement à établir la *nature des affections*, mais encore à fixer les *indications* qu'elles présentent, le *moment favorable* pour les remplir, et le *pronostic* qu'on peut tirer sur l'événement. 24.

= Pathologie générale et spéciale - interne et externe.

[library stamp]

Toutes ces notions, soit qu'elles aient trait aux caractères généraux des lésions, soit qu'elles aient pour but leurs genres et leurs espèces, sont connues sous le nom de *Pathologie*, discours ou traité sur les maladies.

Que celles-ci soient internes ou externes, les principes de leur étiologie dérivent de la même source. Les moyens de guérison, si l'on en excepte les secours que certains accidens empruntent de la main du Chirurgien, sont les mêmes : ils supposent et exigent la même instruction, quoique l'ordre du service et l'intérêt de la perfectibilité de l'art en partagent l'exercice entre le Chirurgien et le Médecin. Mais l'anatomie, la physiologie, la pathologie générale et spéciale, interne et externe, ne devant pas être professées d'une manière différente pour l'un et pour l'autre, et ces trois parties étant essentiellement liées, les Professeurs se concerteront de manière que les démonstrations anatomiques soient suivies, et dans le même ordre, autant que possible, de l'exposition des fonctions dans l'état de santé et de l'histoire de leurs diverses lésions.

25. Avantages du rapprochement de ces trois Cours.

Il n'est personne qui ne sente aujourd'hui combien la réunion de la physiologie à l'anatomie présente d'avantages. Mais ceux que promet le concours presque simultané de la pathologie, trouveront d'abord moins de sectateurs. Tel est l'empire de l'habitude! un peu de réflexion néanmoins suffira pour dissuader ceux qui seraient, mais de bonne foi, prévenus contre cette opinion.

La leur se fonde principalement sur la crainte de surcharger la tête des commençans, et d'amener confusion dans leurs idées. 26. = Ils seront mieux adaptés aux circonstances des élèves.

Il faut observer, en premier lieu, que dans les hôpitaux d'instruction, aux termes du Règlement, il n'y aura pas d'élèves qui n'aient déjà pris, dans d'autres écoles, les rudimens des diverses parties de l'art de guérir.

Mais ne peut-on pas prouver directement, que quel que soit le degré d'instruction des élèves, la méthode indiquée est plus courte, plus facile et incomparablement plus efficace! 27. Cette méthode est plus facile, plus courte, plus efficace.

Enseigne-t-on bien la physique du corps humain, l'usage des organes qui le composent, et le mécanisme [illegible] leurs fonctions, si la structure des parties n'est pas présente à la mémoire des auditeurs! Ici, il ne sera pas même besoin de la leur rappeler...., l'objet sera encore sous leurs yeux.

Cependant, dira-t-on, la connaissance des lésions exige de nouveaux principes et un degré d'application qu'aucune autre ne doit détourner de son but. Mais est-il donc un préliminaire plus propre à graver profondément ces préceptes, que la comparaison facile des conditions que comporte la santé, à celles qui constituent la maladie; sur-tout lorsque l'organe qui en est susceptible, frappe encore non-seulement l'esprit, mais les sens par tous leurs points de contact; lorsque quotidiennement on peut mettre sous les yeux des auditeurs, les exemples, c'est-à-dire, la preuve et la démonstration de tous ces préceptes?

Dix années d'études à Oxford, ou dix années occupées, à Paris, à suivre exactement et à rédiger péniblement des Cours particuliers, ainsi qu'à observer, dans les hôpitaux, la clinique des maîtres les plus célèbres; ces dix années ne procureront jamais les avantages offerts par l'unité d'instruction qu'on propose, par cette exactitude, ce rapprochement, cette liaison, cet ensemble, en un mot, de théorie et de pratique, par cette correspondance immédiate et intime de raisons et de faits, de préceptes et d'exemples, seules et véritables bases d'une expérience qui, après trois ans révolus, n'appartiendra pas moins au disciple qu'au maître.

28. Manières d'enseigner de Riolan, Winslow, Palfin.

Riolan le fils, en ajoutant ce qu'il appelait des *considérations médicales* à chacune de ses leçons d'anatomie, ne demandait à ses disciples que deux ans d'institution. Si Winslow, par la sévère exactitude de ses démonstrations, s'est assis au premier rang des Anatomistes, Palfin, par ses judicieuses remarques de pratique, a mérité d'être distingué dans le nombre des hommes utiles; et l'*art de guérir* ne doit pas moins au bon Chirurgien de Gand, que la *science de l'anatomie* n'a dû au savant Médecin de Paris.-

Dans l'ancienne méthode d'enseigner l'art salutaire, tout fut, pour ainsi dire, *excentrique;* chaque seizième du Cours total d'étude était marqué par sa divergence particulière. Dans la méthode proposée, ainsi que dans le système et les opérations de la nature, tout correspond au même but, tout concourt à un centre commun.... *Consensus unus*, comme l'a dit l'oracle de l'école de Cos (en parlant de la vie), *conspiratio una, consentientia omnia.* 29. Les anciennes méthodes furent divergentes; = celle-ci est concentrique.

Il faut convenir néanmoins qu'en réunissant, d'une manière aussi prompte et aussi immédiate, des objets jusqu'ici trop peu rapprochés, on n'a pas prétendu qu'il ne fût nécessaire d'exposer aux élèves tous les prolégomènes que suppose l'intelligence requise 30. La nécessité des connaissances préliminaires prouve l'utilité de la *méthode collective.*

pour ces Cours réunis. Mais dans la nécessité de ces préliminaires, on trouve encore un nouvel argument en faveur de la méthode collective.

Quels sont les élémens, ou, pour mieux dire, les parties constituantes du corps humain ? des *solides* et des *fluides*. Cette réponse est commune au savant comme à l'homme peu instruit, parce qu'elle est celle de la plus simple observation, celle de la nature. Or la définition, l'énumération, la division des solides et des fluides, l'exposé de leurs propriétés respectives, sont la matière des rudimens de l'anatomie. . . . La connaissance de leurs usages, celle de leur influence réciproque, sont les bases de la physiologie. Maintenant, on le demande, est-il un seul Pathologiste, depuis Galien jusqu'à Gaubius, jusqu'à Wogel et Gregory, qui n'ait débuté, dans ses leçons, par les affections générales, par les maladies les plus simples des solides et des liqueurs ! *Morbi fibræ rigidæ et elasticæ... fibræ debilis et laxæ. . . . Morbi ab acido. . . . à glutinoso, ab alkalino spontaneo....* Le commencement du premier volume de Commentaires sur les Aphorismes de Boërrhaave, est consacré à ces généralités. Se dissimulera-t-on l'analogie, l'identité presque des principes qu'elles comporte ! ne se persuadera-t-on pas, au contraire, que, dans l'exposition suivie de ce qui concerne ces objets, sous le triple rapport de la *structure*, de l'*usage* et de la *lésion*, on n'épargne un temps précieux, on ne sauve des répétitions, et l'on ne rapproche des idées connexes, de manière à leur concilier le plus grand degré d'utilité directe? Ainsi, en procédant aux leçons d'anatomie d'après les divisions connues, chacune de ses grandes partitions sera successivement traitée, considérée d'abord en général, et ensuite démontrée en détail.

En myologie, par exemple, à l'exposition générale de la nature et de la structure du muscle, succédera, presque immédiatement, celle de son usage et de ses propriétés. . . , ensuite ce que la physiologie nous apprend sur l'action musculaire, sur le mouvement, la force, l'irritabilité. Quelles sont les conditions du libre exercice de ces organes, qui, dans le corps humain, sont les principaux instrumens de l'action, soit involontaire, soit conséquente à la volonté? De combien de manières cet exercice peut-il être troublé, gêné, détourné, diminué, suspendu, anéanti, ou porté, en excès, au-dessus du ton qu'exige la santé? De là les divisions des lésions du muscle par contraction ou par relâchement,

31. Exemple pris des *muscles*, considérés sous les trois rapports anatomique, physiologique et pathologique.

par distraction , contusion , déchirement , scission, &c. Ici trouvent leur place les principes de ce qu'on appelle la *pathologie générale.*

Quels sont les signes qui caractérisent chacun de ces états morbifiques ? quelles indications présentent-ils ? C'est l'objet de la *séméïotique.*

Quels sont les moyens diététiques, pharmaceutiques, topiques ou opératoires qui conviennent, en général, pour satisfaire à ces indications ? Là se bornent les instituts théoriques de l'art de *connaître* et de *traiter* ce qui appartient aux lésions du système musculaire.

Cette méthode s'applique d'elle-même à chaque muscle, d'après l'ordre adopté pour la dissection. L'anatomie en démontre la position et les attaches ; la physiologie en indique les usages et les fonctions ; la pathologie en décrit les lésions, leurs signes, leurs indications. . . . , le titre des moyens qu'il y faut employer. . . . , l'ordre et les procédés à observer dans les diverses opérations qui exigent la main du Chirurgien. Celles-ci seront non-seulement décrites, mais exercées sur le cadavre, et répétées par tous ceux qui se dévouent plus particulièrement à cette partie de l'art, si intéressante aux armées.

Mais en attribuant au professeur d'anatomie, la démonstration des parties; à celui de physiologie, le développement de leur usage; à celui de pathologie, l'histoire et l'explication de leurs lésions, notre intention n'a pu être de restreindre chaque professeur dans des limites tellement circonscrites, qu'elles formassent des domaines réciproquement exclusifs. Sans doute, des *adducteurs*, des *abducteurs*, des *pronateurs*, et tous les muscles qui tirent leur nom de leur usage, ne peuvent être démontrés sans qu'on justifie leur éthymologie, c'est-à-dire, sans qu'on annonce leur fonction. D'un autre côté, comment déterminer celle d'un *releveur* ou d'un *abaisseur*, sans rappeler sa position et ses attaches! De même, pour donner, à son auditeur, l'idée de la lésion d'un *sphincter*, il sera encore inévitable que le Pathologiste ne redise quelle est la position de ce muscle circulaire, et quelles fonctions lui sont départies. Ensuite le Chirurgien, presque toujours chargé de remédier à ces lésions, répétera encore sommairement, pour mieux faire saisir l'application de ses préceptes, tous ceux dont on vient de parler.

32. Connexion essentielle des trois sciences.

C'est ainsi que, dans l'enseignement de notre art, comme dans la machine humaine qui en est le sujet, les rapprochemens de l'ensemble frappent plus que les limites des divisions.... Enfin, quelques répétitions, toujours moins sensibles lorsqu'elles se présentent sous une forme nouvelle, auront moins d'inconvéniens que n'en pourrait entraîner l'omission d'une seule vérité utile.

33. Nécessité des notions physiques préliminaires.

N'oublions pas d'observer que si les trois Cours dont nous venons de nous occuper, demandent un rapprochement si prononcé pour celui qui n'en recherche les connaissances que dans la vue de les rendre utiles, ces leçons, pour être profitables et même intelligibles, requièrent des notions préliminaires que les professeurs ne peuvent se dispenser de communiquer à leurs disciples. Telles sont, les idées premières sur la nature en général, sur l'organisation, en particulier sur celle des êtres vivans, plus particulièrement encore sur celle de l'homme... quelle est la composition des substances animales..., leur texture, les propriétés qui caractérisent chacun de leurs principes constitutifs......! quelles sont les principales lois du mouvement, celles d'hydrostatique! les vérités acquises sur le feu, la lumière, la propagation des sons, &c.; une idée, enfin, de l'économie animale, considérée dans l'*état de vie*, en opposition à l'état des corps *privés de ce principe conservateur*, et dès-lors abandonnés à l'action de toutes les causes décomposantes et corruptives.

Si, avant de commencer un Cours d'anatomie, l'élève n'avait aucune idée de la charpente osseuse et des grandes divisions du squelette ; si on ne lui a parlé ni de la formation des os et des cartilages, ni des différentes espèces de leviers dont les muscles exécutent l'action ; si on ne l'a prévenu ni de la structure du cœur, ni du mécanisme de ses mouvemens alternatifs, non plus que de l'action du diaphragme, des poumons, et des canaux de la circulation tant sanguine que lymphatique ; si on ne lui a communiqué un aperçu des fonctions de l'estomac et des viscères qui contribuent à la chylification ; s'il est totalement étranger à ce qui concerne les systèmes nerveux, glandulaire et cutanée ; en vain sa mémoire se surchargerait de nomenclatures, sa science ne serait qu'une science de mots. On tâchera donc de jeter un coup-d'œil rapide sur la correspondance des organes qui servent aux fonctions vitales, animales et naturelles, si l'on veut que l'intérêt croisse par les détails, si l'on veut que leur ensemble prenne un caractère plus solide et plus philosophique.

34. Le prospectus anatomique doit précéder l'exposition des détails.

Tels sont les principaux objets dont la connaissance est absolument essentielle pour celui qui doit prévenir, autant que possible, les maladies dont l'homme de guerre est menacé, et le traiter de celles auxquelles il n'aura pu le soustraire.

35. Autres prolégomènes pour l'intelligence de l'histoire des maladies.

Mais les moyens de conserver la santé, et ceux de la rétablir, tiennent à d'autres connaissances dont il faut que l'élève possède au moins les élémens, avant qu'on puisse lui en développer, avec fruit, l'application. Sans ces nouveaux préliminaires, nos instituts manqueraient encore de l'une des bases les plus essentielles : nous voulons parler de la *physique médicale.*

C'est abstractivement, en quelque sorte, que les premières notions physiques auront été exposées au commencement du Cours de physiologie. Dans celui de physique médicale, le même professeur mettra, sous les yeux des élèves, les faits qui établissent les dogmes. Il leur rappellera les expériences physiques dont les conséquences se manifestent dans le jeu de l'économie animale, comme dans les moyens qui conservent ou qui réparent la santé.

36. Lois générales de la Physique.

Telles sont, les propriétés des divers corps existant dans la nature, les lois de la gravitation, de l'attraction et du mouvement, des forces et des résistances...; celles de la pesanteur spécifique des diverses substances; celles de l'élasticité, de la compressibilité, de l'équilibre des liqueurs, &c.

On suivra ces lois générales des corps, dans les principes de leur application aux phénomènes de l'économie animale. On exposera en quoi ce qui *végète*, diffère de ce qui *vit*, et comment la structure des divers animaux détermine, pour chaque classe, chaque genre et chaque espèce, le caractère de vie et le jeu d'organes qui leur appartiennent. On recherchera ensuite comment ces lois y sont modifiées dans l'état de santé et dans celui de maladie, soit par les efforts de la nature, soit par l'action de l'art.

L'air, qui joue un rôle si important dans l'histoire de la vie universelle et dans celle de l'homme en particulier, doit être considéré ici sous tous ses rapports. Les fluides aériformes, les vapeurs qui en émanent..., la lumière, le calorique, les fluides électrique et magnétique, présentent des phénomènes dont la connaissance constitue la doctrine relative aux propriétés atmosphériques et aux principes généraux de la météorologie. 37. Air et Météores.

On en déduirait les corollaires qui ont trait à l'influence des divers météores sur le corps humain et sur les choses qui sont à l'usage de l'homme. Si la superstition professa, en astrologie judiciaire, des erreurs ridicules, la physique la plus exacte ne peut méconnaître l'empire qu'exercent les corps célestes sur tout ce qui respire ou végète. La présence ou l'absence du soleil, son plus ou moins grand éloignement de l'équateur, la diversité des climats, des saisons, des températures, seront développés de manière à donner l'explication des différences qui caractérisent *les santés et les maladies* dans toutes ces circonstances.

38. Instrumens et machines de Physique.

A ce Cours appartient la manière de former les hygromètres, les baromètres, les thermomètres; celle de s'en servir et d'en rédiger les observations. On y exposera les divers procédés de l'application de l'électricité aux malades, par commotion, par communication ou par bain . . . ; l'usage des aimans naturels et des artificiels . . . . ; les expériences du microscope, des verres ardens, de la machine pneumatique. On y donnera la connaissance des instrumens et des matières colorées employés aux injections, à la conservation des pièces anatomiques et pathologiques, et de celles d'histoire naturelle...; la méthode de procéder aux expériences sur les animaux.

39. Autre application des préceptes de Physique médicale.

On n'oubliéra pas les principes sur lesquels doivent être dirigés la construction et la distribution d'un hôpital, le choix de son emplacement, la hauteur des plafonds, la position et la direction des courans d'air et des conduits de chaleur, la manière d'employer les uns et les autres, ou de les faire servir, concurremment avec l'eau, à préserver les salles de l'effet des vapeurs méphitiques qui s'exhalent des fosses d'aisance. Les dimensions, la construction et les formes de celles-ci, mais sur-tout le choix de leur emplacement, veulent être combinés et dirigés d'après les facilités qu'elles doivent offrir aux malades, et d'après la salubrité des salles, à laquelle elles ne devraient apporter aucune altération. On démontrera aisément que ces deux conditions seront remplies, si les latrines sont absolument isolées des salles, et si les malades peuvent s'y rendre de plain pied et à couvert, au moyen d'un couloir intermédiaire, percé de plusieurs jours collatéraux et parallèles.

Ajoutons qu'une partie de ces procédés est applicable à tous les genres d'habitation des troupes, et que rarement la meilleure volonté suppléerait au défaut de lumières directes, lorsqu'on ne les empruntera pas de la physique médicale, dont nous invoquons le secours et l'autorité.

On trouvera encore, dans les principes de l'optique et de l'acoustique, non-seulement la manière dont s'exercent les facultés de quelques-uns de nos sens, mais même des moyens directs d'en rectifier les erreurs. On guidera les élèves dans l'art de toutes ces expériences. On leur fera connaître la construction et l'emploi des machines à l'aide desquelles on les démontre. On leur apprendra comment il est possible de répéter une partie de ces expériences, sans le secours des grands appareils auxquels les dépenses qu'ils entraînent ne permettent pas toujours d'atteindre.

Ces notions, qui peuvent être communiquées en quinze ou vingt leçons, précéderont celles d'*hygiène*.

40. Hygiène.

L'hygiène considère les choses dont l'homme fait un usage ou naturel et indispensable, ou volontaire, selon sa position, ses habitudes ou ses facultés. Ainsi que la physiologie enseigne les *conditions* de la santé, l'hygiène prescrit les principes des *règles à suivre* dans l'usage des choses qui l'entretiennent.

C'est là proprement la théorie de l'hygiène, d'où dérivent ensuite tous les préceptes directs de conduite pour le militaire, considéré

déré individuellement ou collectivement dans toutes les circonstances du métier des armes. L'hygiène l'observe dans le repos des garnisons et des quartiers, comme dans l'activité des camps ; dans la caserne, comme sous la tente ou au bivouac ; dans ses marches régulières ou forcées ; sous les armes, et relativement à tous les fardeaux qui pèsent sur lui.... Elle s'occupe de son vêtement et de sa chaussure. Elle modifie ses conseils selon la position, le climat et la saison. Elle indique les signes qui caractérisent l'eau salubre, le vin, le cidre, la bière de bonne qualité, les conditions que doivent avoir les fruits, les viandes, les poissons... ; à quelles marques on peut distinguer, parmi les melons, les champignons, les substances bulbeuses et amylacées, les reptiles et les coquillages, ceux dont l'usage peut être permis, et ceux à proscrire du régime de l'homme de guerre.

Il importe qu'à l'armée et dans les garnisons, les Pharmaciens concourent à propager les principes de salubrité, et qu'ils soient exercés à l'application des procédés qui y sont relatifs. Il convient encore que ceux qui se destinent au service des corps armés, apportent à ce Cours une attention toute particulière. Ainsi l'air, les alimens et les boissons, le mouvement et le repos, le sommeil et la veille, les secrétions et les excrétions, les passions de l'ame, sont les objets de cette étude. Elle est d'autant plus importante, que non-seulement leur ordre constant établit la santé, mais encore qu'il n'est aucun d'eux qui, dans le traitement des maladies, ne puisse et ne doive être considéré comme moyen direct de thérapeutique.

Les préceptes généraux de *thérapeutique*, c'est-à-dire, des secours à administrer aux malades, complètent la pathologie, de la même manière que la *physique de l'homme sain* est complétée par les principes de l'hygiène.

41. Thérapeutique.

Les moyens de thérapeutique, autres que le secours de la main, se tirent des alimens et des diverses substances appelées médicamens. Ils sont fournis, comme on le sait, par les trois règnes de la nature.

42. Idée du second Cours et de ses diverses parties.

L'histoire de ces substances, considérées non-seulement par les qualités qui frappent les sens, mais jugées dans leurs principes constituans et soumis à l'analyse chimique, forme la matière d'un Cours qui tient encore aux instituts de théorie, tandis que son application aux maladies appartient à la pratique de l'art de guérir. D'après la nature des objets, une partie sera traitée en hiver ; l'autre sera réservée pour la belle saison. Ainsi, du commencement de vendémiaire à la fin de floréal, seraient professées les généralités de l'histoire naturelle, de la chimie, et de tout ce qui concerne la connaissance et la préparation des médicamens tirés des minéraux. L'histoire naturelle des substances animales et végétales, qui fournissent à l'art de guérir d'abondans secours, leur analyse chimique, les opérations et procédés pharmaceutiques qu'elles exigent, seront successivement démontrés aux élèves.

Quoique plusieurs des préparations usitées dans la pratique de nos hôpitaux, admettent des substances de divers règnes, et que dès-lors ces formules paraissent peu propres à servir d'exemples, d'après la division généralement adoptée, cependant il est nécessaire de la conserver; d'abord, parce qu'elle est plus favorable à l'étude de la science naturelle; ensuite, parce que cet ordre est indispensable pour l'exposition de ses diverses parties, telles que la botanique et l'histoire des substances animales employées comme remèdes.

Au reste, lorsqu'une opération pharmaceutique aurait obligé d'anticiper sur l'ordre des leçons, les professeurs replaceront facilement les objets de ces anticipations, dans la série du système auquel elles appartiennent.

Tout est lié, dans la nature, par une chaîne imperceptible, que les efforts de la chimie tendent sans cesse à rompre ou à resserrer, pour en mieux juger les propriétés... C'est une de ces vérités qu'il est utile de rappeler souvent. Cependant, au milieu de cette immensité de substances que l'art de guérir peut mettre à contribution, on parviendrait difficilement à fixer les idées sans adopter les divisions que la nature elle-même a prononcées d'une manière si caractéristique.

L'exercice des fonctions des Pharmaciens les mettra journellement dans le cas d'exécuter la plus grande partie des procédés nécessaires, par la même raison que les opérations de Chirurgie auront été pratiquées par ceux des élèves qui se destinent à exercer celle-ci.

L'exposition des propriétés des diverses substances, soit simples, soit composées, employées à titre de médicament, formera alternativement, avec les premières leçons et dans le même ordre, le complément nécessaire de ce Cours important.

43. En quoi ce Cours doit consister.

Il ne sera pas question ici d'une *matière médicale* recherchée et de luxe; il n'y peut être question de la *chimie* étendue aux arts d'utilité ou d'agrément, qui en rendent les connaissances si précieuses à la société. Dans l'hôpital militaire d'instruction, on l'a déjà dit et l'on ne saurait trop l'inculquer aux professeurs et aux élèves, tout doit être rapporté à la pratique, tout doit être relatif au service de santé des troupes.

Ainsi, l'exposition des principes généraux de la science, ne sera suivie que des opérations dont il convient que tout Officier de santé militaire soit instruit, et que tout Pharmacien qui se destine au service des troupes, doit se mettre en état de répéter, d'exécuter, de suppléer même, dans les diverses occasions où ses fonctions et l'intérêt de l'homme de guerre l'exigeront.

44. Le formulaire des hôpitaux lui servira d'index.

L'index du formulaire des hôpitaux présente naturellement la liste des substances dont on aura principalement à s'occuper. . .; et cependant on n'oubliera jamais, et dans le règne végétal sur-tout, d'indiquer les *succédanées* qui appartiennent aux différentes classes de médicamens. On traitera aussi de la substitution des indigènes aux exotiques, et des signes propres à faire reconnaître non-seulement les sophistications, mais encore les triages préparatoires, qui, chez le droguiste, établissent les nuances de qualités et de prix.

45. Histoire naturelle des drogues sous son triple rapport.

Après avoir suivi, jusque dans les détails, ce qui concerne l'histoire naturelle des drogues, le choix des médicamens, leurs diverses préparations et compositions, on traitera de leur conservation, de leur administration économique, ainsi que de celle des *magasins de médicamens*, sous le triple rapport du commerce d'approvisionnement, des travaux du laboratoire, et de la répartition entre les divisions d'une armée, d'après leur force, leur position et les circonstances de guerre.

46. Magasin général du Champ-de-Mars.

Nous sommes assez heureux pour posséder, à Paris, un établissement de ce genre, qui servira long-temps de modèle, avant qu'aucune nation de l'Europe puisse en fournir un autre exemple.

47. Analyse de remèdes nouveaux ; précautions relatives aux essais.

Si l'épreuve de quelque moyen nouveau ou de quelque remède renouvelé était ordonnée, comme elle le serait de préférence dans un hôpital d'instruction, cette expérience serait toujours précédée de l'analyse chimique. Les précautions nécessaires pour en bien constater les effets, ne pourraient être mieux calquées que sur les essais qui eurent lieu, en 1785, à l'hôpital militaire de Lille, relativement à l'*opium* appliqué au traitement des *maladies vénériennes*. L'Ordonnateur *Malus*, qui présida à la rédaction des procès-verbaux, revêtit les observations cliniques des Officiers de santé, d'un caractère d'impartialité que l'énoncé précis des faits et celui des opinions contradictoires n'a rendu que plus authentique.

N'oublions pas de remarquer, à cette occasion, que presque tous ceux qui ont traité des *vertus des médicamens*, se sont plûs à accumuler, sur chacune de ces substances, des éloges que l'expérience ne justifie pas. . . . Et certes, les cahiers de *Géoffroy* sont loin de démontrer, aux yeux du philosophe, que l'homme puisse être immortel! Le Médecin se contenterait bien d'y trouver des remèdes toujours assurés. 48.

Matières médicales peu philosophiques.

Après avoir exposé les propriétés attribuées par les auteurs aux divers médicamens; après avoir réduit ces promesses aux termes de leur efficacité reconnue; pour compléter l'instruction, les professeurs n'hésiteront pas de s'occuper de l'abus de chacun de ces remèdes et des inconvéniens mêmes que peut entraîner leur simple usage. *De viribus medicamentorum*, ne serait pas bien traduit par ces mots: *Des vertus des médicamens.* Il est encore question de leur force, de leur énergie, des effets qu'ils peuvent produire dans le corps humain.

49. Traiter des usages et de l'abus des remèdes.

Le petit traité de Baglivi, *sur l'usage et l'abus des vésicatoires*, est, en ce genre, un modèle bien précieux. Il est à desirer que nos professeurs de matière médicale en adoptent la méthode dans le détail de leurs leçons.

50. = Des Eaux minérales naturelles et factices.

Les eaux minérales forment un article essentiel de recherches importantes. Non-seulement on fera connaître, par l'analyse, les principes de celles qui sont ou qui peuvent être employées à l'usage des troupes, mais le professeur répétera tous les procédés par lesquels on remplace les eaux soit thermales simples, soit thermales sulfureuses, soit gazeuses, soit salines, par des eaux factices qui possèdent à-peu-près les mêmes propriétés, et qui, dans beaucoup de cas, peuvent suppléer les autres.

51. = Eau de mer.

L'eau de mer, la première et la plus importante des eaux minérales, sera examinée non-seulement comme remède interne et externe, mais sous le point de vue de l'adapter, s'il est possible, aux usages alimentaires dans les voyages de long cours.

52. Salubrité de l'air; moyens de désinfection.

Tout ce que la nouvelle doctrine a avancé et prouvé sur les causes d'insalubrité de l'air et sur les moyens, tant physiques que chimiques, d'en neutraliser ou d'en corriger l'influence dans les casernes, les hôpitaux, les prisons, dans les diverses positions d'un camp, sera exposé dans le plus grand détail, parce que c'est l'un des objets dont la connaissance importe le plus à l'Officier de santé militaire.

On remarquera cependant, et on le justifiera par l'expérience, que l'emploi des moyens physiques pour le renouvellement de l'air, prévient, presque toujours, le besoin des appareils chimiques. Ceux-ci doivent être réservés pour les grandes occasions où les premiers sont insuffisans, comme dans les cachots, dans les prisons où les hommes sont accumulés, et dans les salles où règnent des maladies contagieuses.

Les professeurs ne s'appliqueront pas seulement à démontrer l'analogie de plusieurs de nos remèdes avec les poisons. Ils apprendront aux élèves, que dans l'état même de simplicité naturelle, bon nombre de remèdes, et principalement les plus énergiques, ne diffèrent des poisons que par la dose ou par la préparation. Non-seulement on tracera, autant qu'il est possible, et d'après les effets, la ligne de démarcation qui sépare le *médicament* du *délétère*, mais les substances connues sous

53. Poisons.

ce dernier nom, c'est-à-dire, les *poisons* proprement dits, et que fournissent les trois règnes de la nature, seront l'objet des recherches, des expériences et des préceptes. Quoique les moyens de prévenir ou de faire cesser les effets des poisons, soient un article dont on aura traité essentiellement dans le Cours de pathologie, il sera convenable de les rappeler dans celui-ci, avec tous les détails qu'exige une matière aussi sérieuse, et qui, dans un camp, dans une garnison, présente quelquefois un intérêt si général et si urgent.

54. Énumération des anciens Cours réunis dans celui-ci.

Tout ce qui concourt, dans la nature, à l'entretien de la vie et de la santé, toute substance dont les qualités naturelles ou acquises par une préparation quelconque, sert à la nourriture, à la boisson de l'homme, ou dont l'application interne ou externe indiquée par les préceptes de la matière médicale et modifiée d'après les principes de la chimie et les règles de la pharmacie, est employée comme moyen de traitement dans ses maladies, appartient au Cours que nous avons appelé d'*histoire naturelle, chimique et pharmaceutique*. Il comprend ceux qui sont connus, dans les écoles, sous les noms de matière médicale, de botanique, de chimie théorique et pratique, de pharmacie générale et spéciale. On les réunit ici de manière à former l'ensemble de science et de pratique le plus complet et le plus direct. Après que toutes les substances qui en sont l'objet, auront été successivement soumises à l'examen, les professeurs exposeront leurs effets relatifs à l'économie animale, c'est-à-dire, leurs propriétés et leur manière d'agir, soit comme cause de santé ou de maladie, soit comme moyen d'entretenir l'une et de remédier à l'autre.

55. Local destiné à ces Cours ; dispositions économiques.

Ainsi qu'on aura pourvu à ce que l'amphithéâtre anatomique ne manque d'aucun des accessoires nécessaires pour la dissection, les macérations, les injections, la conservation des pièces d'anatomie, de même le laboratoire de chimie, la pharmacie, le magasin, le jardin botanique, seront disposés de manière à réunir toutes les facilités pour la perfection du Cours qui les concerne. Il y sera procédé d'une manière tout à la fois économique et instructive, si, sans négliger l'occasion des préparations journalières, on saisit celle de toutes les grandes compositions de pharmacie, pour en faire le texte d'une leçon, et si l'on adapte au service de l'hôpital et des malades, le produit utile des diverses opérations.

Il y aurait peut-être quelques difficultés, mais il résulterait au moins une grande dépense, et plus probablement encore des abus, si chaque élève était autorisé à se former, dans le laboratoire et le magasin, une petite collection de toutes les substances démontrées. Mais il n'en est aucun qui ne puisse se procurer aisément les objets indigènes, et insensiblement même un échantillon des drogues exotiques. Le professeur de botanique s'empressera de leur indiquer les moyens de se composer un *herbier;* comme celui d'anatomie, et les prosecteurs, les dirigeront soit dans l'art de la dissection, soit dans celui des injections et de la conservation des pièces d'anatomie essentielles ou curieuses.

56. Idée du troisième Cours clinique.

Enfin le Cours qu'il faut considérer comme le but, le résultat, le complément de tous les autres, c'est celui qu'on désignera sous le nom de *clinique*, parce que c'est principalement au lit des malades qu'il aura lieu. Celui-ci est de toute l'année : il consiste, d'un côté, dans l'application directe et quotidienne, aux maladies qui se présentent à l'hôpital, de tous les principes énoncés, de toutes les règles qui auront été tracées dans les leçons précédentes; de l'autre, dans les réflexions que suggéreront et la marche particulière des maladies dont l'observation sera attribuée d'une manière plus spéciale à chaque classe d'élèves, et le caractère général qu'affectent les maladies, selon les saisons et les autres circonstances.

Les salles de l'hôpital, vues dans leur ensemble, l'air qui y règne, les affections dominantes selon la température régulière ou insolite, l'influence des vents, des autres météores, et de toutes les causes externes et générales ; enfin l'état particulier des malades qui seront, pour le moment, le sujet des observations et des leçons... : tel est le grand livre de la nature dans lequel les élèves apprendront à lire les caractères qui fixent le genre des maladies, les traits qui distinguent les espèces, les nuances qui les différencient ; enfin les idiosyncrasies qui engagent à considérer l'individu *abstractivement*, en quelque sorte, à tout ce qui n'est pas lui. 57. Le lit des malades est le grand livre de la nature.

Mais pour lire avec fruit dans ce livre important, ce ne serait pas assez d'avoir écouté avec attention les leçons antérieures. Ce n'est plus seulement en théorie ou en spéculation que l'élève doit considérer les maladies ; c'est le malade lui-même qu'il est appelé à observer réellement et physiquement. Ce nouvel exercice demande un autre genre d'introduction. Il exige, si l'on peut s'exprimer ainsi, et on le doit, puisque c'est d'après Hippocrate ; il

58. Initiation à la pratique de l'art de guérir.

exige une *initiation* toute particulière. Il faut que l'adepte soit tiré de la classe des profanes, à qui le père de la médecine défend d'ouvrir le sanctuaire d'où partent les oracles de vie ou de mort, avant que les mystères de la science ne lui aient été révélés (1).

La clinique commencera donc par une récapitulation sommaire des principaux dogmes de la pathologie. On en répétera les généralités. On redira en quoi consiste l'état de maladie simple ou composée; comment on découvre les causes, comment on reconnaît les signes qui les caractérisent. On rappellera les grandes partitions pathologiques en classes et en genres. On les subdivisera en espèces. On exposera à grands traits les indications générales des unes et des autres. On développera ensuite les ressources que la nature emploie pour vaincre les obstacles qui s'opposent au libre exercice des fonctions.

59. Ressources de la nature.

Cette force de la vie, lorsqu'elle est suffisante pour la guérison des maladies, ne laisse à l'homme de l'art que le rôle de spectateur....; il est le témoin bénévole des triomphes de la nature. Que si les efforts de celle-ci sont dirigés dans un ordre convenable à la solution de

(1) *Sacra sacris hominibus communicanda; prophanis verò nefas antequam scientiæ mysteriis initiati fuerint.*

la maladie, et que cependant ils soient insuffisans, l'art vient à son secours, il sert de ministre à la nature. Mais si la marche qu'elle affecte, est contraire à ses propres intérêts, l'homme de l'art est là pour réprimer ses erreurs, et pour lui commander une autre marche.

60. La fièvre est l'agent le plus salutaire ou le plus nuisible dans les maladies.

Quel est l'agent de la nature, dans ses mouvemens salutaires, comme dans ses dangereux écarts ! la fièvre. Cette réponse, commune aux deux parties de la question, est le plus important adage de l'art de guérir. C'est par les principes de ce dogme fondamental, et par les conséquences qui en dérivent, que le véritable Médecin se trouve à une énorme distance de la tourbe qui en usurpe le nom.

En effet, la fièvre, dont il est plus facile de se former l'idée que de donner la définition bien précise, est, pour le commun des hommes, ou la maladie elle-même, ou son accessoire le plus imposant. Mais si l'homme instruit voit souvent, dans son intensité, le plus grand danger ; presque toujours c'est dans ses mouvemens bien ordonnés qu'il aperçoit le moyen le plus assuré de guérison. Il sait que si, d'un côté, la fièvre immodérée produit, dans l'inflammation d'un viscère essentiel à la vie, la désorganisation, le sphacèle et la mort ; d'un autre côté, la résolution de l'obstruction qui lui donna naissance, ne s'opère pas sans le secours de l'*action fébrile*. Si cet état d'orgasme donne lieu à des dépôts, à des transports funestes, la fièvre aussi favorise les dépôts critiques, et amène les métastases salutaires.

Si, en diminuant le volume et l'effervescence du sang, si, par l'effet des antiphlogistiques proprement dits, l'art parvient à opposer à la trop grande impétuosité des mouvemens fébriles, une résistance nécessaire, dans combien de circonstances n'est-il pas obligé de solliciter ces mouvemens, et de les appeler de préférence sur une partie déterminée !

Tel est, nous le répétons, le vrai secret du sanctuaire, dont les développemens sont tellement essentiels aux prolégomènes et à l'intelligence de la clinique, que, sans eux, la doctrine des coctions et des crises, les règles de l'action et de l'expectation, les leçons du pronostic, l'application même des remèdes, deviendraient des énigmes inexplicables, ou des souvenirs purement empiriques.

61. Nécessité des définitions précises.

Qu'est-ce que la *crudité* ! qu'est-ce que l'*orgasme* ! qu'est-ce que la *coction* ! quelles sont les autres marques qui présagent les succès ou les malheurs !

A

A quels signes reconnaît-on qu'une maladie est *jugée* ! à quels signes peut-on prévoir l'époque et la nature de ces *jugemens* !

Qu'entend-on par *dépôt*, par *métastase* et par *évacuation critique* !

Après l'explanation de tous ces objets, il ne serait pas moins essentiel d'établir les règles du régime dans les maladies aiguës et dans les chroniques.

62. Comparaison des moyens de guérir, aux efforts de la nature.

On considérera ensuite les principaux moyens de guérison et de traitement, dont les premiers appartiennent à la nature, tandis que, dans l'administration des autres, l'art semble n'agir que par imitation. Ainsi, en comparant aux hémorragies, la saignée ;

Au vomissement et aux déjections alvines spontanées, l'action des émétiques et des purgatifs ;

A l'expectoration, les secours employés dans les maladies de poitrine ;

A la dérivation qui a lieu par les voies urinaires, l'effet des diurétiques ;

A la transpiration et à la sueur, l'action des diaphorétiques et des sudorifiques ;

A l'abcès critique ; à toutes les épurations dont le tissu cellulaire et l'organe cutanée sont l'égout, l'opération des vésicatoires, des exutoires et des caustiques ;

Tous ces objets seront la matière d'autant de leçons dont le professeur chargé de ce soin, ne pourrait trouver les principes dans une meilleure source que dans les écrits d'Hippocrate.

63. Excellence des commentaires du docteur Glass.

Mais il faudrait beaucoup de temps pour les en extraire. Il en faudrait encore plus pour donner, à ces extraits, la suite et la teneur que requiert l'enseignement. Le docteur Glass a rempli cette tâche dans ses douze *Commentaires sur les fièvres*, tracés sur la doctrine d'Hippocrate. Ce savant et respectable Médecin anglais y a rassemblé, dans l'ordre le plus élégant et le plus méthodique, la substance des oracles de l'école de Cos. Dans ce manuel précieux, trop peu connu, au moins trop négligé, en France, nos professeurs trouveront, nous ne disons pas seulement le texte des leçons préliminaires de clinique dont ils sont chargés, mais peut-être ces leçons elles-mêmes, plus concises, plus claires et plus cohérentes, que dans aucun des volumineux commentateurs d'Hippocrate.

64. De Lommius et Klein.

Nous pensons qu'en y amalgamant le troisième livre de l'*Opusculum aureum* de Lommius, et l'*Interpres clinicus* de Klein, il serait impossible que des candidats attentifs et studieux ne fussent bientôt à portée de diriger et d'appuyer leurs observations cliniques sur les bases les plus solides.

Ces données avantageuses doubleront, si les objets mentionnés sont mis successivement sous les yeux des élèves; si l'ordre de procéder aux interrogations faites aux malades, ainsi qu'à l'examen de tout ce qui les concerne, dicte, en quelque sorte, à ceux qui suivront le professeur, l'histoire de la maladie dont ils sont les témoins.

65. Méthode pathologique subordonnée à l'ordre des occurrences.

Après ces leçons préliminaires, qui sont de rigueur; après ces prolégomènes, dont la nécessité n'est peut-être pas moins prononcée pour la plupart de ceux qui ont déjà vu des malades que pour ceux qui débutent dans cette carrière, l'ordre des observations sera moins conséquent au système pathologique adopté par les professeurs, qu'à celui dans lequel se présenteront les malades qu'ils auront à traiter, et au degré de connaissances des candidats qui suivront leur pratique. Que les professeurs donnent la préférence à la méthode de Vanswieten, à celle de Sauvage, de Wogel, de Sagar, de Cullen ou de Stoll . . . , peu importe, pourvu que la grande règle de procéder toujours du connu à l'inconnu, du simple au composé, soit ponctuellement respectée.

66. Attention à tous les détails des maladies.

Rien de ce qui peut concourir à compléter la connaissance d'une maladie, ne sera omis par le professeur dans ses questions au malade ou à ceux qui lui donnent des soins. Les causes évidentes ou probables seront évaluées et comparées aux effets. Avant de fixer l'indication, on s'attachera à distinguer les symptômes constans d'une maladie, de ceux qui ne sont qu'accidentels. Ensuite le choix des moyens sera combiné de manière qu'aucun obstacle ne puisse être opposé aux efforts salutaires de la nature, et qu'on ne lui permette aucun écart nuisible.

Il n'est pas besoin de dire avec quelle discrétion doivent être faites certaines questions relatives aux malades en danger, et combien il importe de réserver, pour le moment des conférences, tout ce qui pourrait les fatiguer ou les alarmer sur le pronostic.

67. Effets subséquens des remèdes et des opérations chirurgicales.

L'effet des remèdes sera observé d'une manière scrupuleuse. On ne l'entend pas seulement de leur *effet immédiat*, évident et sensible, mais encore plus des *changemens salutaires ou désavantageux* qui auront succédé, et qu'on pourrait leur rapporter. C'est ainsi qu'un purgatif ou un sudorifique aura produit des selles ou des sueurs qui auront satisfait le malade lui-même. Mais cette première opération est nulle, si l'effet secondaire n'est pas marqué par une amélioration qui annonce que c'est au profit du malade *(cum bonis ægri rebus)*, que ces évacuations ont eu lieu. C'est ainsi que, dans certains cas, la phthisie succède à la guérison d'une dartre, à celle d'un ancien ulcère, à l'opération de la fistule à l'anus, pratiquée avec dextérité, et suivie d'abord de toutes les apparences d'un grand succès.

A côté de ces *funestes métastases* s'observeront les *mutations favorables* d'une maladie en une autre, les transports salutaires, les dépôts bienfaisans. Ainsi le retour, à la peau, d'une gale imprudemment supprimée, dissipe promptement les symptômes les plus funestes, et sauve la vie comme par enchantement.

Toutes les circonstances de la marche de la maladie, du processus curatif et de l'effet
des remèdes, seront remarqués avec soin par 68.
ceux qui dirigent la clinique. Elles seront notées, jour par jour, sur les tables nosographiques et nosologiques tenues par chaque élève. Celles de Clifton ont été, depuis longtemps, le prototype de toutes celles qu'on a proposées. Mais, pour donner à celles de nos écoles cliniques plus d'ensemble et plus d'uniformité, on a cru qu'il ne serait pas inutile

Tables nosographiques et nosologiques.

d'en tracer un modèle à la suite du Règlement concernant les hôpitaux militaires d'instruction.

= De leur réunion et de leur comparaison sera formé le tableau.

Après la crise salutaire, après l'achèvement de la convalescence, comme après l'événement malheureux, toutes ces tables seraient examinées, jugées et comparées au cahier sur lequel le professeur chargé du traitement aura fait inscrire les prescriptions et remarques journalières.

69. Ouvertures de cadavres.

Lorsqu'une maladie digne d'observation, se sera terminée d'une manière funeste, l'ouverture du cadavre se fera publiquement à l'amphithéâtre. L'élève qui aura été chargé de suivre la maladie, en exposera l'histoire, sous la direction de son professeur. Ensuite les autres élèves, et après eux les maîtres, seront invités à énoncer leurs conjectures sur le siége de la maladie, sur les désordres auxquels on présume qu'elle a pu donner lieu. L'inspection anatomique justifiera ou rectifiera immédiatement ces présomptions.

70. Convalescences.

Lorsque la maladie, ainsi qu'il arrive le plus souvent dans nos hôpitaux, se sera jugée favorablement, on ne bornera pas à cette première époque, l'attention des élèves. On leur fera observer quotidiennement les progrès de la convalescence, soit que, par l'usage réglé de la seule diététique, elle se termine d'une manière plus prompte ou plus insensible, par le retour d'une santé complète; soit que quelques remèdes deviennent encore nécessaires pour consolider la cure et pour prévenir les rechutes. Lorsque celles-ci se manifestent, il est bien essentiel de distinguer si l'on ne se serait pas trop flatté d'après des apparences trompeuses, ou si la récidive est due à quelque négligence, à quelque erreur de régime. Dans le premier cas, ce qui paraît être le retour des accidens, ne serait qu'une *maladie continuée;* dans le second, ce serait une *maladie nouvelle.* On en saisirait encore imparfaitement les indications, sans le souvenir des symptômes qui ont précédé, sans la réminiscence des moyens mis en usage, et des dispositions où ils ont laissé les organes qui furent affectés et tout l'ensemble de l'économie animale.

Qu'ils seraient coupables les Officiers de santé qui, calculant plutôt les intérêts de leur amour-propre que ceux de l'humanité, s'étudieraient seulement à grossir le nombre des *sortans*, sans s'apercevoir qu'ils grossissent, pour leurs collègues d'un autre hôpital, le nombre des *entrans*, et souvent celui des victimes, parce que l'ignorance de ce qui a été fait précédemment, peut entraîner les équivoques et quelquefois les méprises les plus funestes. Si la position d'un hôpital d'instruction, relativement au théâtre de la guerre, l'expose à recevoir quelques-unes de ces évacuations forcées par les circonstances, flattons-nous au moins qu'on n'aura jamais à reprocher aux maîtres de l'enseignement, d'en avoir provoqué ni souffert de semblables.

71. Inconvénient d'un trop grand nombre d'auditeurs de clinique.

A l'hôpital de Vienne, de Haën était suivi d'un grand concours d'élèves, ce qui devenait fatigant, inquiétant même pour les malades, et eût pu leur faire renouveler la plainte de Martial contre Symmaque (1).

D'un autre côté, avec une longue série de malades, tous méthodiquement interrogés au milieu d'un rassemblement nombreux de disciples; il est difficile que la présence de ceux-ci n'influe d'une manière défavorable.... Il est difficile qu'elle n'offre à l'imagination des malades (très-susceptibles, comme on le sait) des soupçons d'*essais*, dont qui que ce soit n'est empressé d'être l'objet. Il est évident encore que l'attention des étudians ne pourrait

---

(1) *Languebam, sed tu comitatus protinus ad me*
Venisti centum, Symmache, discipulis.
Centum me tetigêre manus aquilone gelatæ;
Non habui febrem, Symmache, nunc habeo.

se soutenir, et que la multiplicité des accidens, des moyens et de leurs effets, entraînerait une confusion d'idées directement contraire à l'instruction qu'on se propose. C'est ce qui a engagé à borner aux Officiers de santé militaires, le nombre de candidats admis habituellement à nos Cours.

72. La clinique doit-elle être dans une salle spéciale, ou dans toutes ?

Mais la question est de savoir si, pour fixer mieux l'attention des maîtres et des disciples, les deux cliniques, celle de Chirurgie et celle de Médecine, seront restreintes chacune à leur salle particulière, à un nombre de lits déterminé, et qu'on supposerait devoir être successivement occupés par des malades attaqués de diverses affections, en commençant par les plus simples, les plus faciles, et continuant ainsi, par les genres et les espèces *pathiques*, jusques aux plus compliquées, aux plus extraordinaires et aux plus difficiles ? C'est ainsi qu'on a communément procédé dans les écoles pratiques, et sur-tout dans les hôpitaux.

Mais l'emplacement le plus salubre, les meilleures fournitures, la propreté la plus exacte, les soins les plus assidus, quelquefois des alimens et des remèdes de choix et mieux préparés, offraient communément, dans ces salles de prédilection, plus de données de succès, que dans le reste de l'hôpital.

Cependant, ou toutes les salles peuvent et dès-lors doivent être tenues avec les mêmes conditions. . . , alors il devient indifférent que l'observation s'attache plutôt à l'une qu'à l'autre. . . ; ou cette tenue est un privilége, et les mêmes conditions n'existant pas dans les autres salles, c'est en vain que l'art y cherchera, dans les mêmes prescriptions, le même succès; les accessoires, presqu'aussi essentiels que le fond même du traitement, ne s'y prêteront plus. Ne pourrait-on pas ajouter qu'une séparation, une distinction semblable serait peut-être aussi à charge aux militaires que le hasard ou la préférence y admettrait, qu'intolérable à ceux qui, dans d'autres salles, présumeraient que les malades de la clinique sont les seuls vers lesquels se dirigent l'attention et les soins?

= Raison de préférence pour ce dernier parti.

Le but de nos écoles étant de former, par l'exemple, des Officiers de santé propres à remplir un jour les fonctions de chefs dans un hôpital militaire, c'est dans l'ensemble même des salles, c'est dans la totalité comme dans les détails du service, qu'ils doivent prendre ces modèles. C'est là qu'ils reconnaîtront le caractère de la constitution dominante; c'est là que les affections *endémiques*, *épidémiques*, *stationnaires* ou *intercurrentes*, seront soigneusement distinguées des affections purement *sporadiques ;* c'est là qu'une influence quelconque, dont seraient atteints à la fois plusieurs malades ou blessés, sera observée d'une manière plus fructueuse.

73. Avantage des comparaisons.

Et compterait-on pour rien l'avantage des comparaisons, soit d'un malade à un autre, soit d'un local ou d'une position! mais surtout la comparaison de diverses méthodes dans des cas analogues, mais considérés sous des points de vue très-dissemblables par les Médecins ou les Chirurgiens chargés de leur traitement respectif!

Si, dans un hôpital du genre de ceux-ci, il était possible qu'il s'introduisît un abus, la promptitude avec laquelle les Chefs du service en feraient cesser l'effet, la fermeté avec laquelle ils en préviendraient le retour, donneraient aux élèves la démonstration de ce que peuvent et doivent la prudence et le courage réunis. Enfin, il n'est pas d'erreur, il n'est pas de négligence qui ne puisse devenir le texte d'une leçon utile. Pourquoi le souvenir d'une faute commise par nos maîtres, se grave-t-il plus profondément que celui d'un exemple salutaire ! L'amour-propre, si naturel à l'homme, est le mot de cette énigme.

74. La confusion qu'on pourrait craindre, efficacement prévenue.

On pourrait craindre, (c'est de toutes les objections celle qui se présente le plus naturellement, et celle à laquelle il est le plus facile de répondre), on pourrait craindre que la variété et la multiplicité ne menaçassent de confusion. . . . Il n'en doit pas exister pour celui qui prescrit: il n'en existera pas davantage pour l'auditeur, pour le candidat, si après que le professeur aura jugé l'aptitude de celui-ci et le degré de ses connaissances, il proportionne le nombre et le genre d'observations qu'il lui confiera, aux progrès qu'il a déjà faits et à ceux dont il sera jugé susceptible.

En procédant toujours, comme nous aimons à le répéter, du connu à l'inconnu, du simple au composé, il est impossible que cette méthode de visite générale, où chacun des élèves connaîtra ce qu'il a le plus particulièrement à observer, ne prévaille à une visite restreinte. La leçon de celle-ci ne pourrait être profitable qu'à un certain nombre d'élèves, parce que tous, et en fait d'initiation à la pratique, ne peuvent rester long-temps au même degré d'avancement.

75. Salles particulières pour les cas extraordinaires ou d'un intérêt général.

Cependant, en considérant l'ensemble de l'hôpital comme le grand théâtre de la clinique, on a senti qu'il est, dans les maladies soit internes, soit externes, soit aiguës, soit chroniques, des cas majeurs ou extraordinaires qui appellent plus directement, de la part des maîtres, le concours de leurs lumières; et de la part des disciples, une attention plus spéciale. Un petit nombre de lits, dans deux salles particulières, affectées, l'une à la Médecine, l'autre à la Chirurgie, remplira cet objet. Celle-ci disposée, pour la salubrité et la clarté, de la manière la plus favorable aux opérations majeures de la main, servirait à les y pratiquer à titre de leçon. La visite, dans ces deux salles, se ferait immédiatement après celle des autres, afin que tous les Officiers de santé de l'hôpital pussent y apporter ou en rapporter l'instruction qui en est l'objet.

Les maladies qui y seraient traitées, formeraient un des articles essentiels de la conférence de pratique, tenue par les maîtres en présence des élèves, tous les jours en cas d'épidémie ou d'opérations majeures, et huit fois dans la décade, à jours alternatifs entre les professeurs Médecins et les professeurs Chirurgiens.

76. Concert nécessaire entre les professeurs.

Chacun d'eux suivra, autant que les événemens cliniques s'y prêteront, un ordre de matières méthodique. La distribution ne peut en être fixée par un règlement; mais les professeurs la concerteront facilement entre eux, d'après les circonstances éventuelles des maladies qui se présenteront dans leurs salles respectives.

77. Conférences générales et spéciales.

Indépendamment donc de l'ordre des matières adopté par chaque professeur dans les séances cliniques, l'objet de la conférence y sera général et spécial. On y assignera le caractère principal des affections régnantes..; on y donnera le journal des cas particuliers observés. La discussion y sera ouverte, même aux élèves qui auraient des doutes ou des remarques à proposer. On y lirait des mémoires sur les objets à l'ordre du jour; on y peserait les opinions des auteurs, après en avoir entendu ou le développement, ou la critique, et en avoir comparé les idées à la stricte observation des phénomènes au lit des malades.

78. Bon modèle dans Baglivi.

Un excellent modèle de la manière et de l'esprit dans lesquels ces conférences devraient avoir lieu, est tracé au deuxième livre de la Pratique de Baglivi. Il s'y est occupé d'une académie de médecine, et du soin de faire concourir simultanément au perfectionnement de l'art de guérir, le dogme et l'observation.

C'est par des moyens analogues à ceux qu'on propose, que l'école de Cos, et de nos jours, celle d'Édimbourg, sous les Monro et les Grégory, se sont élevées au degré de réputation et d'utilité qu'elles ont acquis.

Mais, afin que tous profitassent de tout, il est à desirer qu'il s'établisse, dans les hôpitaux militaires d'instruction, une *société libre d'émulation* entre les étudians. Ils y répéteraient les leçons de la veille; ils s'y prépareraient à celles du lendemain. On n'y professerait pas; chacun y exposerait ses idées, ses doutes, ses recherches. Une discussion familière et amicale marquerait plus souvent la modestie des vrais talens, que les prétentions de l'amour-propre. Cette association tendrait à former, parmi les candidats, le caractère de décence et les égards mutuels si convenables à des hommes dévoués à un art libéral et consolateur. On sait qu'à Edimbourg, les professeurs les plus célèbres s'honorèrent et s'honorent encore d'obtenir le suffrage des étudians, pour être comptés au nombre des membres de la société médicale. Il vient de s'en former une semblable dans le sein de l'école de santé de Paris : les talens et le zèle de ceux qui l'ont établie, en garantissent le succès. 79. Conférences entre les élèves.

80. Cours secondaires et particuliers. Les Cours indiqués comprennent l'ensemble de l'art de guérir, appliqué au service militaire. Cependant, l'importance qu'on
81. — de Bandages. attribue à l'article des *bandages*, a engagé, de tous temps, les professeurs à rassembler, dans un Cours particulier, les préceptes qui concernent cet objet intéressant de la Chirurgie.

82. — de Maladies vénériennes. Les *maladies vénériennes*, si malheureusement et si généralement répandues, offrent encore un caractère qui semble demander, pour ce qui tient au service des militaires, qu'on n'abroge pas encore l'usage d'en traiter séparément.

Nos Écoles n'offriront pas le scandale d'entendre préconiser une méthode, ni même un remède, aux dépens des autres. La maladie vénérienne se présente sous tant de formes, ses symptômes et ses nuances sont si variés, que l'*indication mercurielle*, si l'on peut parler ainsi, ne peut être ni exclusive, ni remplie uniformément dans tous les accidens vénériens, ni à toutes leurs époques. Les tempéramens, les saisons et les climats y apportent encore des modifications secondaires, de manière que ce que la raison et l'expérience ont appris, même des empiriques comme des savans, ne saurait être pesé dans une balance trop scrupuleuse, ni trop impartiale.

Ajoutons

Ajoutons même que, par un examen plus réfléchi, plus dégagé de tout préjugé d'éducation ou d'intérêt, on reconnaîtra qu'il n'est pas de maladie qui ne doive être rangée dans les classes de la pathologie, et soumise à ses principes et à ses règles. La diversité des indications qui se présentent dans celle-ci, dépose en faveur de cette vérité; et tous les faits accumulés par l'empirisme, ne sauraient en détruire la force. Un jour, et ce moment sera accéléré par les Officiers de santé des hôpitaux militaires et des armées, la maladie vénérienne sortira du catalogue des *spéculations commerciales*, pour rentrer dans le domaine de la physique de l'homme malade. Alors la maladie vénérienne n'exigera plus de Cours particulier; elle formera un des articles intéressans dans le genre des *contagieuses*, comme la petite vérole forme le sien dans l'ordre des *éruptives*.

Quant aux *plaies d'armes à feu*, leurs accidens terribles et la cure qu'ils exigent, les rendent un objet plus spécial des leçons nécessaires aux Officiers de santé qui se destinent au service des troupes. L'expérience étant ici du plus grand secours à l'instruction, ces leçons importantes sont réservées, de droit, au Chirurgien en chef. 83. = de plaies d'armes à feu.

Dans ces trois derniers Cours, la pratique sera toujours à côté de la théorie.

84. Simplicité de remèdes ; abondance de soins.

Toutes ces instructions, tous ces préceptes, ne seraient qu'un vain étalage d'érudition, si leur utilité n'était immédiatement justifiée par le succès de leur application. Qu'on ne perde donc jamais de vue cette heureuse simplicité, qu'on se ressouvient de préconiser par-tout, et qu'on oublie si souvent de pratiquer! Elle devrait être fréquemment rappelée à celui qui prescrit dans un hôpital d'instruction, parce que chacune de ses prescriptions est destinée à servir de modèle. *Ne quid nimis* devrait être, dans un semblable hôpital, l'inscription commune à tous les lits, pour avertir le professeur au moment où il ordonne les remèdes; *ne quid minùs* devrait frapper ses yeux au moment où il prescrit les soins. C'est à ces accessoires que le père de la Médecine a voulu qu'on donnât la plus grande attention : l'homme de l'art ne doit pas la borner à ce qui lui est personnel; l'aphorisme lui fait la loi de l'étendre aux assistans et à tous les objets extérieurs; *non modò se-ipsum, sed et præsentes et externa.*

85. Des objets à desirer en médecine.

C'est ici qu'il faudrait ouvrir et commenter ce bel avertissement de Baglivi, sur les objets qui sont à desirer, ou plutôt sur ceux dont l'absence est à regretet dans les connaissances et l'exercice de l'art (*de his quæ adhuc-dum desiderantur in arte nostrâ*). Ces objets, dit Baglivi, ont été négligés, les uns parce qu'on n'en a pas assez évalué l'utilité, les autres parce qu'on les a envisagés comme trop difficiles.

Quels nombreux problèmes la Médecine et la Chirurgie militaire n'auraient-elles pas à ajouter à la série de ceux énoncés par cet *Hippocrate romain*, qu'une mort prématurée enleva à la fleur de son âge, mais déjà si loin des premiers pas qui avaient marqué son brillant début dans la carrière de la clinique !

86.
La nature prévaut à tous les systèmes.

Les systèmes qui ont agité la Médecine depuis le commencement des siècles, ont-ils eu une influence aussi marquée sur la santé et sur la durée de la vie de l'homme, que la marche constante de la nature, dont Hippocrate a été l'organe et l'interprète le plus fidèle ! Le sort des explications est d'exciter des doutes qui en enfantent d'autres : les observations fondées sur la nature, ont seules le privilége de n'en pas laisser, parce qu'elles sont éternelles comme la nature elle-même.

87.
Auteurs de pratique les plus recommandables.

Dans cette immensité d'écrits sur la Médecine, qui formeraient plutôt le trésor d'un bibliomane que la bibliothèque d'un praticien, l'Instituteur de clinique conseillera, de préférence, Hippocrate, Celse, Arétée de Cappadoce, Baillou, Duret, Houlier, Sydenham, Baglivi, Prosper Alpin, les Constitutions épidémiques de Lancisi et de Ramazzini, Morgagni, les Pisons, Klein, Lommius, Glass, Huxham, Bordeu, Stoll, et les auteurs marqués par le même caractère.

= Parmi les Médecins militaires.

La Médecine militaire réclamera Vanswieten, Pringle, Monro, Mézeray, Lebégue de Presle, Dehorne, Fouquet, les deux Lorentz, le Recueil d'observations de Médecine des hôpitaux militaires, publié par Richard, divers Mémoires de Daignan, et même le *Code* de Colombier.

= Parmi les Chirurgiens d'armées.

Ambroise Paré, Fabrice de Hilden, les Mémoires et les Prix de l'Académie de Chirurgie; les Œuvres de Ravaton, Ledran, Desport, Bagieu, Ramby, Pouteau, Lecat, sur-tout celles de Louis, de Sabatier et de Percy; l'ouvrage de Theden et le savant Commentaire de son Traducteur; plusieurs bons Mémoires de Thomassin, de Lombard, &c, sont les plus grandes richesses dont la Chirurgie militaire soit encore en possession. Mais elle a fait, dans la guerre actuelle, une aussi ample moisson d'observations, que nos héros l'ont faite de lauriers ; et les travaux des Chirurgiens français auront encore une fois reculé les bornes de cet art salutaire.

La découverte (1), ou, pour mieux dire, la démonstration des vaisseaux lymphatiques et des pores absorbans, par Mascagni, embellie par les profondes recherches de Simmons et de Desgenettes, a-t-elle été suivie des conséquences pratiques que devaient entraîner ces nouvelles lumières, ainsi que le furent l'immortelle découverte de Harvée et celle de Sanctorius ! 88. Vaisseaux lymphatiques et pores absorbans ; Mascagni, Simmons, Desgenettes.

N'était-il pas né pour la Médecine, et dut-il terminer sitôt une carrière presqu'aussi marquée par les injustices qu'il éprouva, que par les succès qu'il obtint, ce Bordeu, qui sans avoir pu découvrir encore les instrumens de cette source de vie et de maux jusque-là inconnue, osa, seul, en déterminer les fonctions, et en déduire les corollaires les plus intéressans pour la pratique ! = Bordeu.

A-t-on tiré de l'anatomie comparée, les conséquences soit d'hygiène, soit de théra- 89. Anatomie comparée.

(1) Leur découverte appartient au Suédois Rudbeck, plus évidemment encore qu'au célèbre Bartholin. Voyez *Anat. de Sabatier, tome III, page 183 et suiv.*

peutique, que le plus ou le moins d'analogie des organes de l'homme avec ceux de divers animaux, peut suggérer, d'après les habitudes connues de ceux-ci, et la terminaison, le plus souvent naturelle, des maladies auxquelles ils sont sujets ?

90.
= Autre genre d'anatomie comparée.

Mais indépendamment de celle-ci, n'est-il pas un autre genre d'anatomie comparée, propre à ajouter aux lumières et aux ressources de l'art de guérir ? C'est celle qui considérerait le cadavre d'après les diversités que comportent l'âge, la stature, le climat, l'abondance ou les privations dans lesquelles l'homme a vécu, les passions et les habitudes qu'il avait contractées. . . . . enfin les accidens résultant des précédentes maladies aiguës, et sur-tout des chroniques.

N'oublions pas que le savant Morgagni a rempli une partie de ce vœu, en décrivant, avec exactitude, l'extérieur du cadavre, et en rapportant, presque toujours, les accidens de la dernière maladie.

91.
Expériences de Sanctorius.

Dans quelle école, dans quel hôpital a-t-on eu la curiosité ou la patience de répéter les importantes expériences de Sanctorius, sur la *transpiration*, et celles de Bennet, relatives à la *phthisie pulmonaire* ? Cependant la doctrine et la pratique invoquent, chaque jour, leur autorité; mais la paresse trouve son compte à croire sur parole.

La doctrine de Solano et de Nihel sur le pouls, amplifiée et illustrée par le génie de Bordeu et de Fouquet, appliquée à la pratique par Michel, sert-elle assez souvent de boussole pour établir le diagnostic et fonder le pronostic dans les maladies! Si des enthousiastes ont cherché à faire de la Médecine un art purement *sphygmique*, est-ce, pour les bons esprits, un motif de négliger l'étude de celui de tous les signes qui caractérise le mieux les différens genres d'affections; de celui dont la connaissance assure, sur des bases plus solides, ces prédictions qui font la véritable gloire de l'art? Le traité de Galien sur cette matière, vaut lui seul les énormes volumes de ce laborieux écrivain. 92.

Doctrine de Nihel et de Solano.

Où a-t-on parfaitement jugé, par des observations à l'abri de toute réplique, les moyens qu'offrent à l'art de guérir, l'électricité et le magnétisme? 93.

Électricité et Magnétisme.

A-t-on des idées fixes sur le traitement de la gale, sur celui des maladies vénériennes, bien moins sur la goutte, le rhumatisme, le 94.

Maladies sur lesquelles les idées ne sont pas fixées.

scorbut, l'épilepsie, le tétanos? Heurteloup a publié quelques vues sur la dernière de ces cruelles affections spasmodiques : ses nombreux collaborateurs lui fourniront-ils les moyens de tenir ses engagemens?

95. Grands mots à définir.

Sydenham prétend que le mot *malignité*, introduit en médecine, a été plus funeste au genre humain que l'invention de la poudre à canon. L'abus qu'on a fait des termes de *putridité*, de *délétère*, de *miasme*, d'*affection nerveuse*, de *vice de la lymphe*, d'*humeurs*, de *réaction*, d'une multitude d'autres dénominations qui viennent si souvent au secours de l'ignorance ou de la mauvaise foi, a-t-il été moins préjudiciable? C'est à la Médecine, alliée à la philosophie, qu'il appartient de réduire ces grands mots à leur juste valeur, en les définissant exactement.

96. Substitution des indigènes aux exotiques.

On a souvent parlé de l'avantage de substituer des indigènes aux drogues exotiques. Pourquoi la Médecine militaire des Français, qui a pénétré dans toutes les parties du globe, ne s'est-elle pas convaincue que, dans sa propre patrie, elle peut se passer des secours qu'elle tire, à si grands frais, de l'étranger?

Serait-il encore permis de croire à des spécifiques proprement dits ? Les *extraits* de Storck justifient-ils aujourd'hui les promesses que ce Médecin allemand nous fit il y a trente ans ? 97. Y a-t-il des spécifiques ?

Est-il un remède auquel on n'en puisse substituer un autre ? Au lieu de répéter : Le *soufre* guérit la *gale ;* le *mercure*, la *maladie vénérienne ;* le *quinquina*, la *fièvre*, ... ne serait-il pas à-propos d'examiner comment et pourquoi, le plus communément, ces remèdes ont l'effet qu'on leur attribue ? Mais, sur-tout, ne convient-il pas de substituer quelques doutes à ces prétendus axiomes, et de se demander : Ces remèdes guérissent-ils toujours ? la cessation des symptômes qui leur est due, est-elle toujours un bien ? ne peut-on, ne doit-on jamais tenter la cure par d'autres moyens ? La solution de ces problèmes entraînerait des conséquences plus philosophiques et plus directes que celles qui dérivent d'assertions trop absolues. 98. Problèmes à substituer aux assertions.

Pourquoi un si grand nombre de remèdes de l'ancienne pharmacie, sont-ils tombés en désuétude ? Il en est qui jouiraient encore de leur célébrité, s'ils nous étaient apportés intacts et sans altération, témoins 99. Remèdes tombés en désuétude.

les *tamarins*, les *myrobolans*, le *quinquina* lui-même.

100. Meilleure application à donner à la Chimie.

C'est aux alchimistes que nous sommes redevables des remèdes les plus énergiques. Mais n'est-ce pas à la honte de l'art, que nos *dispensaires* se trouvent encore surchargés de ces formules que réprouvent les connaissances acquises ? Les lumières que la chimie a répandues sur toutes les substances soumises à ses procédés, n'auront-elles donc jamais pour but de réduire les prescriptions pharmaceutiques aux bornes que peuvent avouer la raison et la science ?

101. Utilité des nouvelles dénominations chimiques, à étendre à la Pharmacie.

Ne profitera-t-on pas, d'une manière plus générale, des nouvelles dénominations que la chimie moderne a substituées au vague des précédentes, pour donner à chaque substance un nom qui porte aussi la définition de la chose ?

102. = Mais non pas à l'Anatomie, sans une grande réserve.

Mais cet avantage procuré à la chimie et à la pharmacie, serait-il le même pour l'anatomie, si l'imprudence tentait brusquement d'en renouveler aussi toute la nomenclature ? Les sources de la science se trouveraient oblitérées ; l'art de guérir, qui est dans la cruelle nécessité de réparer ce que la révolution lui a fait perdre, retomberait bientôt dans la plus affreuse des confusions, celle du langage. Amendons; mais n'imitons pas ces indiscrets dont les innovations sembleraient vouloir prouver que nous n'existons que d'hier, et qu'eux seuls ont su interroger la nature et surprendre son secret.

Pourquoi, dans les pays où la gloire a marché à côté de nos guerriers, s'est-on occupé seulement à juger physiquement le local, la nature des eaux, les circonstances de salubrité ou d'insalubrité! Dans son livre *de aere, aquis et locis*, le père de la Médecine veut que le Médecin qui voyage pour s'instruire, et à plus forte raison convient-il que celui dont l'activité accompagne tous les pas, s'informe exactement des coutumes et du succès des différens remèdes dans le climat où il se trouve. C'est sur-tout à l'Officier de santé militaire qu'il importe d'étudier et de connaître les règles propres à établir ou à restreindre cette conformité aux habitudes locales. 103. Observations dans les pays étrangers.

Si chaque saison a ses maladies, si chaque constitution atmosphérique comporte les siennes, ces observations ne doivent pas se borner à la seule recherche des causes; elles ont dû engager les hommes de l'art à diriger, 104. = Elles appartiennent plus spécialement aux officiers de santé des armées.

comme moyen thérapeutique, l'influence des choses dites non naturelles. Pourquoi le travail intéressant dont l'Académie de Chirurgie donna l'exemple il y a vingt ans, n'a-t-il pas été suivi, et appliqué à la pratique de l'art de guérir?

105. Les moyens chimiques ne sont rien pour la sanification, comparés à la propreté.

La propreté et le fréquent renouvellement de l'air, sont, sans contredit, des moyens de salubrité plus efficaces que tous les ventilateurs et que tous les procédés de la chimie. Mais ceux-ci devenant nécessaires dès que les premiers ont été négligés ou qu'ils ont été impraticables, quels sont les signes qui établissent leur nécessité! quel est l'ordre dans lequel il convient de les employer, et jusqu'à quel degré! Car les grands moyens de sanification sont comme tous ceux dont l'art fait usage: au-delà des bornes de l'utile, se trouve le danger de l'abus. Mais la nécessité d'une *salle de rechange*, pour se ménager la facilité de sanifier celles qui en auraient besoin, sera démontrée par les avantages de cette salutaire opération.

106. Instrumens de Physique pour déterminer l'état de l'atmosphère.

Où sont, dans nos hôpitaux, les instrumens propres à déterminer avec exactitude le degré de chaleur ou de froid, de sécheresse ou d'humidité, de l'air des salles, comparé à l'atmosphère externe!

La durée et la température du bain sont-elles fixées sur les circonstances relatives et personnelles ? Ces objets sont-ils vérifiés par l'Officier de santé compétent ? 107.

Température du bain.

Où observe-t-on de laver les extrémités supérieures et inférieures des malades au commencement des maladies aiguës, et au moment où elles passent à la convalescence ? 108.

Propreté des extrémités.

Est-on d'accord sur le temps le plus opportun, à la guerre, pour les grandes opérations de Chirurgie, ou sur le champ de bataille, ou à quelque distance de temps et de lieux ? 109.

Temps d'élection pour les opérations chirurgicales à la guerre.

A la tête d'une *ambulance volante* dont il a été, pour ainsi dire, le créateur, un des maîtres de cette école, fort de son intrépidité comme de ses talens, a pratiqué, sur le champ de bataille, beaucoup d'amputations, avec le plus brillant succès. Dans un Mémoire sur cet objet, les funestes effets du délai sont mis en opposition avec les avantages d'une prompte opération. A l'autorité de l'expérience, Larrey a ajouté toute la force du raisonnement : encouragé par l'opinion de ses collègues et par le suffrage des savans professeurs de l'école de Paris, sans doute il se décidera à publier bientôt des données aussi précieuses pour la

Ambulance volante à l'armée du Rhin.

solution de l'une des plus importantes questions de la Chirurgie militaire.

110. *Purgatifs dans les blessures.* L'utilité ou le désavantage des évacuans placés avant ou après les opérations majeures, ainsi qu'à une époque plus ou moins rapprochée du commencement des grandes maladies chirurgicales, ont-ils été déterminés de manière à justifier la pratique des Français, des imputations du Prussien Bilguer !

Les nombreuses observations que l'exercice le plus actif de la Chirurgie a fournies dans le cours de la guerre actuelle, ne doivent pas laisser plus d'équivoque en cette matière, qu'en ce qui concerne la nécessité des émétiques au commencement des fièvres humorales avec turgescence, sur-tout en hiver et dans le nord.

111. *Système erroné sur le trépan et les dilatations.* Cependant le système proposé de nos jours, par un homme célèbre, en faveur des évacuans, et sur-tout de l'*émétique*, dans les plaies de la tête, doit-il prévaloir de manière à *dispenser presque toujours du trépan !* Ce prétendu axiome n'est-il pas un vrai paradoxe !

112. *Vanité des systèmes exclusifs.* L'eau froide ou l'eau chaude, l'extrait saturnin de Goulard..., conseillés comme *seuls* topiques dans les blessures..., les pansemens

toujours à linge et à charpie secs, sont-ils plus fondés en raison, que la prostitution des matières emplastiques, honteusement encore usitées par quelques Chirurgiens ! Dans l'art de guérir, les systèmes exclusifs sont les moins admissibles.

113. Plaies d'armes à feu.

Se persuadera-t-on que le célèbre praticien dont nous avons parlé, ait eu raison de soutenir l'inutilité des dilatations dans presque tous les cas de plaies d'armes à feu ?

114. Recherches en Chirurgie militaire.

Mais connaît-on parfaitement en quoi la plaie d'arme à feu diffère d'une autre reçue dans les combats !

Est-il beaucoup de Chirurgiens qui aient recherché, soit dans les auteurs, soit dans les anciens arsenaux, soit dans les armures des divers peuples, la cause des différences d'accidens observés de nos jours, à ceux dont les ouvrages des anciens ou des étrangers font mention ! Au milieu de l'activité la plus pénible, comme la plus heureuse, Percy s'occupe efficacement de ces recherches, aussi neuves que curieuses et intéressantes. Puisse-t-il, un jour, en enrichir l'art qu'il honore !

115. = Auteurs d'hygiène militaire.

Qui est-ce qui s'est rendu familière la lecture de Végèce, du maréchal de Saxe, et des auteurs qui ont traité de la salubrité des camps, et de leur position, sous le point de vue de l'hygiène militaire ?

116. Voies de transport et machines à l'usage des blessés.

Qui est-ce qui a comparé aux chariots des anciens, nos voitures de transport pour les malades et les blessés... ? à leurs moyens mécaniques de substituer un membre factice, de suppléer à l'usage de celui qu'on a perdu, les machines modernes, plus multipliées peut-être que réellement perfectionnées ? A-t-on jamais donné des préceptes positifs sur la meilleure manière de relever les blessés, selon le genre de lésions ? Comment l'infirmier y parviendrait-il, s'il n'est dirigé et commandé par l'homme de l'art ?

117. Expectation ; crises ; coction ; jours critiques.

Dans quel hôpital a-t-on le courage de s'en tenir à l'expectation dans la plupart des cas simples où la nature opérerait seule la guérison ?

La doctrine des crises peut-elle être observée, peut-elle être vérifiée, lorsqu'elles sont si souvent suspendues, troublées ou même contrariées par l'action de l'art ?

118. Connaissance parfaite du Réglement.

Enfin, et c'est peut-être la question par laquelle il eût fallu débuter, qui est-ce qui connaît parfaitement la mesure de ses devoirs ?

Qui

Qui est-ce qui exerce ponctuellement les fonctions que sa place et son grade lui assignent ?

Les Règlemens ne peuvent contenir que des dispositions générales. Pour en faire l'application aux circonstances, leur énoncé suffit aux Officiers de santé habitués au service. Cependant, dans la guerre actuelle, qui en a employé un grand nombre auxquels il n'était pas familier, sans doute il eût convenu d'accompagner les Règlemens d'une instruction détaillée qui leur eût servi de commentaire. Mais ces Règlemens eux-mêmes ont varié selon les événemens de la guerre; et à diverses époques, les *Comités de gouvernement* se virent obligés d'y apporter beaucoup de modifications relatives aux temps, aux localités et aux personnes.

119. = Nécessité d'une instruction à la suite. Pourquoi il n'y en a pas eu depuis le commencement de la guerre.

Aujourd'hui que la règle est plus généralement suivie, et qu'elle est susceptible d'une plus grande uniformité d'exécution, c'est dans les hôpitaux destinés à l'enseignement, que le texte du code hospitalier et les instructions publiées à sa suite, doivent être développés de vive voix, par des leçons spécialement destinées à cet objet.

120. = Les leçons verbales y suppléeront.

121. Explanation des droits et des devoirs des Officiers de santé.

Les droits et les devoirs, tant absolus que respectifs, des Officiers de santé de toutes les professions et de tous les grades, y seront exposés, de manière à ce que le sentiment du devoir, en conservant, à chaque Officier de santé, le caractère et la dignité qui appartiennent à l'homme libre, prévienne, en même temps, les prétentions déplacées. Elles opèrent presque toujours un effet directement contraire au but qui les a fait élever. C'est ainsi qu'en traitant de l'assimilation prononcée par la loi du 15 nivôse de l'an 4, on démontrera que l'*assimilation au grade* ne peut être le *grade* lui-même; mais seulement l'*attribution* des avantages qui y sont attachés. De là les motifs qui ont engagé à prescrire un uniforme aux Officiers de santé, à fixer leurs indemnités, leurs logemens, leurs rations, leur habillement, leurs retraites, les pensions de leurs veuves. . . . De là, non-seulement la hiérarchie des pouvoirs entre eux, mais les règles de leur conduite à l'égard de tous ceux avec lesquels le service les met en relation, soit aux armées, soit dans les hôpitaux, soit dans les corps militaires.

122. = Détails des devoirs de toutes les classes.

Mais c'est plus spécialement sur les objets relatifs au service des malades que se dirigeront les préceptes de conduite pour les Officiers de santé. Ainsi, l'on exposera depuis les devoirs des chefs aux armées jusqu'à ceux qui obligent les Officiers de santé de troisième classe.... Les inspections, la surveillance et la correspondance, les visites dans les camps, dans les casernes, dans les prisons... La dégustation des eaux et des alimens.... Le traitement des indispositions à la chambre.... Celui des gales simples et des légères maladies vénériennes, sous la tente.... Les grandes évacuations aux armées.... Les promenades de salubrité.... L'ordre intérieur et la température des salles de malades.... Les visites et certificats pour les eaux minérales, les congés, retraites ou réformes... Les moyens de reconnaître les maladies simulées... L'art d'allier, auprès des malades, la bonté et la complaisance qui gagnent les cœurs, à la fermeté qui n'altère jamais le sentiment, lorsqu'elle est fondée sur la justice.....

Tel est l'aperçu des principaux articles de ces leçons. Elles seront le résultat de ce que la raison et l'usage ont consacré dans l'exercice de l'art de guérir aux armées et dans les hôpitaux militaires.

Dans celui d'instruction, il convient de fixer les règles qui concernent l'enseignement, les études et les moyens par lesquels chaque 123.

Devoirs particuliers des élèves relativement à leur instruction.

élève doit s'approprier le fruit des observations qu'offre la pratique.

Ainsi, l'on déterminera quelle est la meilleure manière de procéder à une visite; à l'interrogation des malades; à l'examen des signes et des évacuations, soit symptomatiques, soit critiques; à la rédaction des diverses observations; à la confection des tables nosographiques. Il faut, pour ce travail, un laconisme dont la langue vulgaire est peu susceptible. On fera donc sentir aux élèves combien il leur importe de s'entretenir dans l'habitude des langues savantes. Elles leur procureront encore l'avantage de puiser la science dans ses premières et véritables sources.

124. = On les exhortera à s'entretenir dans l'habitude des langues savantes.

Ensuite le latin procure à l'Officier de santé que les circonstances de la guerre portent en pays étranger, l'avantage au moins d'être entendu des savans, jusqu'à ce qu'il ait eu le temps de se mettre au fait de la langue du pays. C'est alors qu'on éprouve le besoin et l'utilité d'une connaissance parfaite de la grammaire, et qu'on observe combien les progrès de ceux qui en possèdent les principes, sont rapides, en comparaison de ce qu'on acquiert seulement par l'usage.

Mais il est encore quelques autres points de vue sous lesquels il est infiniment à desirer que dans les hôpitaux d'instruction, les langues modernes de l'Europe, telles que l'allemand, l'anglais et l'italien, ne soient pas totalement étrangères aux professeurs ni aux élèves. Les citations et les traductions sont quelquefois infidèles. Il est utile et agréable de pouvoir les vérifier. C'est ainsi que la doctrine de Brown, qui semble avoir eu la prétention de renouveler la face de la médecine, en n'admettant que deux classes de maladies, les *sthéniques* et les *asthéniques*, ne compte peut-être aujourd'hui tant de sectateurs et tant d'adversaires, que parce que les idées de ce réformateur auront été atténuées ou exagérées dans les nombreuses traductions qui en ont été faites (1). 125. Utilité de connaître les autres langues modernes.

Enfin il est un dernier objet qui tient, plus immédiatement qu'on ne pourrait se le per- 126. Leçons aux infirmiers.

(1) Il paraît, comme dit l'éditeur italien Moscati, que cette doctrine n'est que le système ressuscité de Themison et des anciens méthodiques. C'est leur *strictum* et *laxum* auquel on a substitué le *sthénique* et l'*asthénique*; comme Brown a appelé *incitabilité*, ce que d'autres ont connu sous le nom d'*irritabilité*. C'est l'*incitabilité* qui, selon cet auteur, caractérise le corps *vivant* par opposition au *mort*, &c.

suader, au succès de la pratique dans un hôpital ; c'est l'*instruction* à donner *aux Infirmiers*.

En tirant ces hommes précieux de l'avilissement auquel le préjugé les a condamnés ; en leur apprenant à s'honorer des pénibles fonctions qu'ils remplissent, celles-ci tourneront entièrement au profit des malades.

L'Infirmier major est, dans un hôpital militaire, le surveillant le plus important et le plus nécessaire. Tout ce qui tient à l'ordre de distribution et d'arrangement, à la propreté générale et individuelle, au renouvellement de l'air, à la température des salles, doit être connu de lui, afin qu'il maintienne l'exécution de tout ce qui a été prescrit à cet égard.

Les Infirmiers ordinaires doivent savoir quels sont les soins à donner à l'homme qui a pris un émétique, un purgatif. . . ; à quels intervalles doivent être administrés les bouillons et les remèdes qui se donnent par petites doses répétées. L'épileptique, le délirant, le furieux, le paralytique, l'agonisant exigent des précautions particulières. . . ; mais c'est surtout dans les maladies aiguës, et principalement dans les éruptives, que le rapprochement ou l'intervalle des boissons, le degré de leur température, l'attention de saisir le moment opportun pour changer le linge des malades après la sueur, demandent des leçons positives. L'habitude que des Infirmiers intelligens auraient acquise de voir les excrétions, pourrait suppléer à l'impossibilité de les conserver dans une salle d'hôpital; et le compte rendu par ces servans, à la visite, éclairerait suffisamment l'homme de l'art sur leur nature.

Qu'une vanité mal entendue n'éloigne donc pas l'Officier de santé, de l'Infirmier, qui est, ainsi que lui, un ministre d'humanité. Aux yeux de la philanthropie, aucune des fonctions dont elle est l'objet immédiat, ne peut paraître avilissante.

En proposant, dans l'hôpital d'instruction, quelques leçons tous les six mois, sur les devoirs des Infirmiers et des servans de toutes les classes, on parviendra à relever leur courage, à exciter leur émulation, sur-tout lorsque les récompenses promises par le règlement, seront décernées, même avec quelque appareil, à ceux qui, non contens de retenir le précepte, se seront plus spécialement appliqués à son exécution ponctuelle. Pourquoi le Médecin de l'homme opulent se montrerait-il si scrupuleux dans le choix de la garde-malade qu'il lui donne, et serions-nous indifférens sur le choix de l'infirmier à qui nous confions la vie de vingt braves militaires! L'avantage de ses malades doit être l'objet de la première sollicitude de l'Officier de santé militaire ; mais ne fût - ce que par un calcul d'intérêt pour sa gloire, il ne lui importe pas moins de compter sur l'honnêteté et l'exactitude de son Infirmier. C'est l'Infirmier qui assiste le malade à toutes les heures du jour et de la nuit. N'en doutons pas, c'est à l'intelligence, c'est à la fidélité de ce coopérateur, que nous sommes, en grande partie, redevables de nos succès.

Certes, quels que puissent être les événemens dans un hôpital du genre de ceux-ci, lorsque le zèle des disciples et des maîtres s'élèvera en concurrence, les uns et les autres trouveront toujours, lorsqu'ils voudront s'occuper sérieusement de l'objet pour lequel ils y sont rassemblés, un fonds inépuisable d'observations, d'instruction, d'émulation et de satisfaction mutuelle.

On n'ignore pas, Citoyens, que pour poser, ensuite pour assurer la première pierre de l'hôpital militaire de Paris, au Val-de-Grace, le Conseil de santé eut à triompher des contradictions les plus puissantes et les plus multipliées. Le Commissaire des guerres (1) qui

(1) Le C. d'Hillerin.

avait partagé l'opinion de nos collègues sur l'importance de ce local, et dont les bons offices n'ont pas peu contribué à l'obtenir, jouit de l'intérêt qu'il y a mis, par celui qu'inspirent ses talens et ses procédés.

De nouveaux obstacles se sont encore opposés long-temps aux desirs de l'Inspection, et l'inauguration de l'enseignement a éprouvé le retard dû aux choses, et celui qu'a entraîné l'indécision de quelques professeurs. Aujourd'hui que toutes ces difficultés sont aplanies, aujourd'hui que, s'il pouvait s'en élever de nouvelles, l'Ordonnateur (1) à qui la police supérieure de cet établissement appartient, trouverait, dans la longue expérience d'un service que son humanité lui rendit toujours cher, et dans l'ascendant que donne l'opinion, toute l'autorité qui maintient l'ordre plutôt qu'elle ne le commande; aujourd'hui que les choix adoptés par un Ministre appréciateur et ami du bien (2), nous sont un sûr garant qu'il n'existera jamais ici d'autre concurrence que celle des talens, du zèle et des vertus... (3). Qu'elle est intéressante, Citoyens

(1) L'Ordonnateur en chef Blanchard.

(2) Le Ministre Petiet.

(3) *Inter viros probos tàm grata esse debet dissentientis simplicitas, quàm probantis autoritas, modò sit studium et cognoscendæ veritatis stimulus.* Ballon. Cons.

Professeurs, la perspective qui s'offre à chacun de vous ! Des collègues dignes de toute votre estime..., de jeunes Officiers de santé qui ont figuré avec avantage dans des classes plus élevées, et que leur modestie et leur émulation ont engagés à venir prendre place sur les bancs de votre école, pour puiser, auprès de vous, la perfection à laquelle ils aspirent... (1) ! d'autres disciples que d'heureuses dispositions ont fait appeler à la source des lumières et de l'expérience, parce que les connaissances qu'ils possèdent déjà, n'ont produit en eux que l'impatience d'en acquérir de nouvelles... Qu'il est ravissant le spectacle de leur empressement, et celui de l'émulation qui les anime ! Les progrès dont ils vous seront redevables, deviendront votre première récompense, et sans doute la plus chère à vos cœurs !. Mais le Gouvernement y ajoutera celles que la patrie réserve aux services les plus importans.

Vous honorerez vos maîtres, jeunes Citoyens. Ce n'est point une recommandation qui vous soit faite ; c'est une justice qu'on aime à rendre aux principes de l'éducation

(1) *Modestiæ est in medico, ut cùm multa nôrit, aliqua didicisse non pigeat.* Ballon. Cons.

libérale qui vous distingue. Quoique dans l'opinion du plus grand philosophe de la République romaine, *vertueux* et *reconnaissant* soient des termes synonymes (1), votre reconnaissance ne se bornera pas à des retours de procédés et d'égards. Fidèles au serment d'Hippocrate, vous n'hésiterez pas de considérer comme *vos propres pères*, ceux qui vous auront ouvert les trésors de la science et de l'art salutaire (2). C'est par l'affection et la piété filiale que vous acquitterez leurs soins paternels.

Vos professeurs, Citoyens, furent ce que vous êtes. Mais aucun d'eux, aucun de nous n'eut, à l'époque de ses études, les avantages immenses qui vous sont offerts. Le Gouvernement vous présente la jouissance d'un champ fertile. Il a fait toutes les avances, tous les frais de culture; la patrie s'attend à en recueil-

---

(1) *Cùm omnibus virtutibus me affectum esse cupiam, tamen nihil est quod malim quàm me et gratum esse et videri. Est enim hæc una virtus non solùm maxima, sed etiam mater omnium virtutum. Quæ potest esse jucunditas vitæ sublatis amicitiis! quæ porrò amicitia esse potest inter ingratos!*

Tull. pro Planc.

(2) *Sanctè promitto me loco parentum habiturum hunc qui me hanc artem docuit.... progeniem ejus germanorum loco reputaturum.*

Hipp. jusjur

lir les fruits par vos mains, et votre reconnaissance en saura décupler la valeur. Le degré d'utilité et de considération auquel vos professeurs sont parvenus, c'est celui qu'en marchant sur leurs traces, vous obtiendrez plus facilement qu'ils ne l'ont acquis eux-mêmes.

Leur gloire et vos succès, le perfectionnement de l'*art de guérir appliqué à l'homme de guerre*, tel est notre vœu le plus ardent ! tel est notre espoir le plus doux ! Vos efforts mutuels conspireront pour les accomplir.

Les Inspecteurs généraux du service de santé des Armées,

COSTE, BIRON, HEURTELOUP,
VILLAR, BAYEN, PARMENTIER.

VERGEZ, *Adjoint et Secrétaire.*

Le Ministre de la guerre approuve la présente Instruction, pour être distribuée aux Officiers de Santé des hôpitaux militaires.

A Paris, le 3 frimaire de l'an 5 de la République.

PETIET.

[library stamp]

www.ingramcontent.com/pod-product-compliance
Ingram Content Group UK Ltd.
Pitfield, Milton Keynes, MK11 3LW, UK
UKHW020932180726
13838UKWH00002B/908

9 782329 319667